DIE TMS-VORBEREITUNG BAND 8:

DIAGRAMME UND TABELLEN IM MEDIZINERTEST

mit Übungsaufgaben, Lösungsstrategien, Tipps und Methoden

(Übungsbuch für den Test für Medizinische Studiengänge)

6. Auflage

Dr. med. Fabian Rengier

unter Mitarbeit von:
Andreas Laßmann

smartmedix

www.smartmedix.de
info@smartmedix.de

Kontakt und Feedback
Wir freuen uns über Feedback, sei es mit Lob, Kritik und Verbesserungsvorschlägen:
E-Mail: info@smartmedix.de
Homepage: www.smartmedix.de
Facebook: www.facebook.com/smartmedix
Instagram: www.instagram.com/smartmedix

Wichtige Hinweise
Ungeachtet der Sorgfalt, die auf die Erstellung von Texten und Abbildungen verwendet wurde, können weder Verlag noch Herausgeber oder Autoren für mögliche Fehler und deren Folgen eine juristische Verantwortung oder irgendeine Haftung übernehmen.
Geschützte Warennamen (Warenzeichen) werden nicht besonders kenntlich gemacht. Aus dem Fehlen eines solchen Hinweises kann also nicht geschlossen werden, dass es sich um einen freien Warennamen handelt.

Bibliografische Information der Deutschen Nationalbibliothek
Die Deutsche Nationalbibliothek verzeichnet diese Publikation in der Deutschen Nationalbibliografie; detaillierte bibliografische Daten sind im Internet über http://dnb.d-nb.de abrufbar.

6. Auflage

smartmedix
Kußmaulstraße 6
69120 Heidelberg
Deutschland
E-Mail: info@smartmedix.de
Homepage: www.smartmedix.de

Satz: Fabian Rengier Verlag und Medien, Heidelberg
Druck: Baier Digitaldruck GmbH, Heidelberg

ISBN: 978-3-947019-59-5

Inhaltsverzeichnis

Mitarbeit

Andreas Laßmann: Übungsaufgaben 1–22, 73-120

Vorwort

Wir gratulieren dir zum Erwerb dieses Buches. Wie jedes Jahr haben wir dieses Buch unter Berücksichtigung aktueller Entwicklungen der TMS-Prüfungsaufgaben überarbeitet und erweitert.

Mit den Übungsbüchern der Reihe **DIE TMS-VORBEREITUNG** kannst du dich erfolgreich auf den Test für medizinische Studiengänge, kurz TMS oder Medizinertest, vorbereiten. Wir möchten dir helfen, den Druck und die vielleicht bestehende Anspannung zu nehmen und das bestmögliche Ergebnis im Test zu erzielen. Unsere Erfahrung zeigt, dass sich jeder hervorragend auf den Medizinertest vorbereiten kann.

Unsere **Übungsbücher** sind so konzipiert, dass du damit eigenständig und unabhängig von einem Vorbereitungskurs arbeiten kannst. Jedes Übungsbuch enthält Tipps und Methoden zur erfolgreichen Bearbeitung der jeweiligen Aufgabengruppe sowie viele originalgetreue Übungsaufgaben mit Lösungen. In den **Tipps und Methoden** erklären wir dir die verschiedenen Aufgabentypen und zeigen dir Strategien, wie du am besten an die Aufgaben herangehst. Die **originalgetreuen Übungsaufgaben** beinhalten unterschiedliche Schwierigkeitsgrade und berücksichtigen aktuelle Entwicklungen der TMS-Prüfungsaufgaben. Alle Übungsaufgaben sind von lehrerfahrenen Ärzten, Naturwissenschaftlern und Medizinstudenten entwickelt und inhaltlich überprüft worden. Für dieses Buch erhältst du außerdem kostenlos **ausführliche Kommentare zu den Lösungen** als Download über unsere Homepage (www.smartmedix.de).

Dr. med. Fabian Rengier ist approbierter Arzt und Wissenschaftler, Dozent an der Universität Heidelberg, Autor mehrerer Lehrwerke und Initiator verschiedener Lehrveranstaltungen für Medizinstudenten, unter anderem der Heidelberger Repetitorien. Der von ihm und Michael Messerli im Jahre 2012 gegründete Verlag smartmedix entwickelt und gestaltet moderne, qualitativ hochwertige Lernmedien für angehende Mediziner.

Auch mit diesem Buch bekommst du mehrfach geprüfte Inhalte, die unseren Prozess der Qualitätssicherung durchlaufen haben. Solltest du Fragen, Lob, Kritik oder Verbesserungsvorschläge haben, freuen wir von smartmedix uns über dein Feedback. Du erreichst uns jederzeit über **info@smartmedix.de** oder über das Kontaktformular auf unserer Homepage **www.smartmedix.de**. Besuche uns auch auf **Instagram** (www.instagram.com/smartmedix) und **Facebook** (www.facebook.com/smartmedix).

Jetzt wünschen wir dir viel Erfolg und Freude bei der Arbeit mit diesem Buch!

Dein Team von smartmedix

Tipps und Methoden

Überblick über den Test

Alle Formalien für den TMS (Anmeldung, Ablauf, erlaubte Gegenstände etc.) werden ausführlich in der TMS Informationsbroschüre erklärt, die du dir kostenlos auf der Webseite des Testanbieters herunterladen kannst (http://www.tms-info.org).

Der Untertest **Diagramme und Tabellen** ist der letzte Untertest des Tages, wenn Konzentration und Geschwindigkeit nachlassen. Das macht diesen Untertest schwieriger. Mit ausreichend Übung kannst du hier die nötige Routine sammeln, um auch unter den schwierigen Bedingungen ein gutes Ergebnis zu erzielen. In 60 min müssen 24 Diagramme und Tabellen bearbeitet werden, für die du maximal 20 Punkte erhalten kannst (4 Aufgaben, die nicht besonders gekennzeichnet sind, werden nicht gewertet). Das sind genauso viele Punkte wie für die meisten anderen Untertests.

Aufgabengruppe	**Aufgabenzahl**	**Zeitvorgabe**	**DIE TMS-VORBEREITUNG**
Muster zuordnen	24	22 min	Band 1
Medizinisch-naturwissenschaftliches Grundverständnis	24	60 min	Band 2
Schlauchfiguren	24	15 min	Band 3
Quantitative und formale Probleme	24	60 min	Band 4
Konzentriertes und sorgfältiges Arbeiten	1*	8 min	Band 5
Pause (1 Stunde)			
Merkfähigkeitstest (Einprägephase) Figuren lernen Fakten lernen	 20 Lerneinheiten 15 Lerneinheiten	 4 min 6 min	 Band 6
Textverständnis	24	60 min	Band 7
Merkfähigkeitstest (Reproduktionsphase) Figuren lernen Fakten lernen	 20 20	 5 min 7 min	 Band 6
Diagramme und Tabellen	24	60 min	Band 8

* Für diese Aufgabe werden bis zu 20 Punkte vergeben

Arbeit mit diesem Buch

Auch wenn die verschiedenen Aufgabenteile bei der ersten Betrachtung sehr kompliziert und schwierig erscheinen, wirst du bei der Arbeit mit diesem Buch feststellen, wie schnell du Lernfortschritte machst. Wir empfehlen dir wie folgt schrittweise vorzugehen:

1. **Tipps und Methoden**: Lies als erstes unsere Tipps und Methoden zu den jeweiligen Untertests durch und versuche den Aufbau und die Herangehensweise zu verstehen.
2. **Üben ohne Zeitdruck**: Mit dem theoretischen Wissensstand kannst du nun die ersten Übungsaufgaben lösen. Lass dir zu Beginn mehr Zeit, und steigere dich dann schrittweise, bis du die vorgegebene Zeit erreichst.
3. **Üben mit Zeitdruck**: Die Zeit ist der entscheidende Faktor beim Medizinertest. Nachdem du die Aufgaben ohne Zeitdruck beherrschst, solltest du die weiteren Aufgaben mit Zeitdruck üben um deine Geschwindigkeit, dein Zeitmanagement und dein Zeitgefühl zu verbessern.

Goldene Regeln für den Medizinertest

Bevor wir mit den Bearbeitungsstrategien in die Tiefe gehen, möchten wir dir unsere 10 goldenen Regeln für den Medizinertest allgemein mit auf den Weg geben. Wenn du sie bereits kennst, kannst du gleich zum nächsten Abschnitt springen.

Regel 1: Habe Geduld mit dir selbst!

Anfänglich bist du beim Lösen von Aufgaben noch langsam, doch mit der Zeit wirst du immer schneller und schneller. Setze dich deshalb zu Beginn nicht zu stark unter Druck. Der Erfolg wird sich automatisch einstellen.

Regel 2: Übung macht den Meister!

Löse möglichst viele Aufgaben um Routine zu erlangen. Je mehr Aufgaben du löst, desto sicherer wirst du dich fühlen. Außerdem ist die Regelmäßigkeit der Übungen ein Schlüssel zum Erfolg: Übe lieber jeden Tag eine Stunde anstatt einmal in der Woche einen ganzen Tag.

Regel 3: Beginne nicht zu spät!

Es ist keine gute Idee, mit der Vorbereitung allzu lange zu warten. Erfahrungsgemäß ist in kurzer Zeit keine vernünftige Vorbereitung für den sehr umfangreichen Test mehr möglich. Dies ist schlicht und einfach deshalb so, weil du in dieser kurzen Zeit nicht die erforderliche Routine erwerben kannst.

Regel 4: Der Mix macht's!

Um das bestmögliche Ergebnis im Medizinertest zu erreichen, solltest du in allen Untertests ähnlich gut sein. Daher ist es nicht zu empfehlen, die Übungsbücher für die einzelnen Untertests nacheinander abzuarbeiten und somit einen erst kürzlich bearbeiteten Untertest am Tag des TMS selbst besser zu können als einen anderen, den du schon vor längerer Zeit geübt hast. Nachdem du die Methodik aller Testteile verstanden hast, solltest du also regelmäßig alle Aufgabengruppen parallel üben.

Regel 5: Finde deinen Stil!

Unsere Übungsbücher geben dir Methoden und systematische Arbeitstechniken um unter Zeitdruck möglichst viele Punkte zu erlangen. Diese Methoden sind erprobt und viele Teilnehmer konnten damit sehr gute Ergebnisse erlangen. Allerdings gelten nicht alle diese Methoden für jeden. Jeder muss seinen eigenen Stil zur Beantwortung der einzelnen Untertests herausfinden. Wir empfehlen daher zu Beginn verschiedene Methoden auszuprobieren, dann die individuell beste Herangehensweise zu erkennen und diese dann zu perfektionieren.

Regel 6: Erkenne deine Stärken und Schwächen!

Niemand ist in allen Untertests gleich gut. Mit Hilfe unserer Unterlagen kannst du erkennen, wo deine Stärken und Schwächen liegen. Jetzt gilt es, die Schwächen durch intensiveres Training zu verbessern und die Stärken durch regelmäßige Übung zu bewahren.

Regel 7: Trainiere unter Testbedingungen!

Beim Medizinertest sind keine Hilfsmittel erlaubt und selbstverständlich hast du keine Musterlösungen zur Hand. Außerdem sind alle Untertests in einem festgelegten, extrem knappen Zeitrahmen zu bearbeiten. Schaffe auch beim Üben diese Testbedingungen: Nimm dir die entsprechende Zeit, stelle dir ggf. einen Wecker, lege die Musterlösungen in einen anderen Raum und schalte dein Handy aus. Nur unter realen Bedingungen lernst du deine Schwächen kennen und bekommst ein Gespür für die verfügbare Zeit, was für dein Zeitmanagement förderlich sein wird.

Regel 8: Lies keine fachspezifische Literatur!

Bei mehreren Untertests müssen Fragen zu medizinischen, naturwissenschaftlichen oder mathematischen Aufgaben beantwortet werden. Allerdings beziehen sich diese Fragen immer auf davor genannte Sachverhalte oder auf Allgemeinwissen – mit gesundem Schulwissen sind alle diese Fragen zu beantworten. Es ist nicht sinnvoll, fachspezifische Literatur zu lesen und z.B. medizinische Sachverhalte zu lernen.

Regel 9: Kreuze geschickt und korrekt an!

Der Medizinertest ist ein Multiple-Choice Test mit fünf Antwortalternativen (bis auf „Konzentriertes und sorgfältiges Arbeiten"). Es gibt für richtig beantwortete Fragen Punkte, für falsch beantwortete Fragen aber keine Abzüge. Kreuze daher also unbedingt bei jeder Aufgabe eine Antwort an, auch wenn du die Lösung nicht weißt und auch dann, wenn du z.B. mangels Zeit die Frage nicht gelesen hast. Die Wahrscheinlichkeit richtig geraten zu haben liegt bei immerhin 20%! Beachte weiter, wie und wo du die Antworten markieren sollst. Die Antworten auf den Antwortbögen eindeutig markiert werden. Nur dort gemachte Markierungen werden gewertet.

Regel 10: Rechne mit neuartigen Aufgaben!

Auch wenn der Aufbau des TMS unverändert bleibt, können doch immer wieder neue Nuancen hinzukommen. Wir berücksichtigen solche Veränderungen mit jeder neuen Auflage. Dennoch ist es wichtig, flexibel zu sein und auch bei neuen Aufgabenarten entspannt zu bleiben.

Aufgabenstellung

Bei dem Untertest Diagramme und Tabellen besteht die Aufgabe darin, anhand von Diagrammen, Grafiken und Tabellen Aussagen über naturwissenschaftliche Untersuchungen oder Studien zu treffen. Die Aufgaben sind immer gleich aufgebaut. Jede Aufgabe besteht aus einem Diagramm oder einer Tabelle, einem Begleittext, der die jeweilige Untersuchung oder Studie kurz erläutert, sowie den dazu formulierten Aussagen.

So lautet die Aufgabenstellung im originalen Wortlaut:

Mit dieser Aufgabengruppe wird die Fähigkeit geprüft, Diagramme und Tabellen richtig zu analysieren und zu interpretieren.

Suchen Sie jeweils unter den Lösungsvorschlägen die richtige Antwort auf die gestellte Frage aus, und markieren Sie diese auf dem Antwortbogen. Zur Beantwortung sollen ausschließlich die in der Aufgabe dargebotenen Informationen herangezogen werden.

Bearbeitungsmethoden

Ganz allgemein solltest du alle Aufgaben mit demselben Schema bearbeiten. Wir schlagen folgende Herangehensweise vor:

1. **Lese den Begleittext** aufmerksam durch und markiere die wichtigsten Informationen.
2. **Analysiere das Diagramm oder die Tabelle**.
3. **Achte auf die Fragestellung**: Ist nach der richtigen oder der falschen Aussage gefragt? Markiere das Wort „falsch“ oder „nicht“, falls nach der falschen Aussage gefragt wird.
4. **Prüfe jede einzelne Aussage** auf ihre Korrektheit.

Tipp: Im Begleittext finden sich oft relevante Informationen für die Interpretation des Diagramms bzw. der Tabelle. Es ist sinnvoll, solche Informationen in das Diagramm oder an die Tabelle zu schreiben, um dir dann die Analyse leichter zu machen.

Koordinatensysteme

Da das menschliche Hirn Zusammenhänge in visueller Form schneller begreift, wird in der Medizin oftmals eine grafische Darstellung verwendet, um beispielsweise Resultate von Studien intuitiver darzustellen. Eine Möglichkeit ist die grafische Darstellung einer Funktion in einem Koordinatensystem. Dies ist dir sicherlich durch zahlreiche Kurvendiskussionen aus dem Mathematikunterricht geläufig. Hierbei gibt es verschiedene Varianten. Im einfachsten Fall werden die Werte einer Variablen y in Abhängigkeit von Werten der Variablen x dargestellt. Das Koordinatensystem besitzt dann zwei Dimensionen (2 Achsen). Sollen Zusammenhänge von drei oder mehr Variablen dargestellt werden, sind aber auch drei- oder höher-dimensionale Systeme denkbar.

In vielen Fragen des Untertests Diagramme und Tabellen werden die Bezeichnungen Abszisse und Ordinate für die jeweiligen Achsen verwendet. Daher ist es sehr wichtig, dass du diese unterscheiden kannst.

Merke: Die Abszisse verläuft horizontal (also waagerecht), als Ordinate wird dagegen die vertikal verlaufene Achse bezeichnet (zeigt nach oben).

Skalierung

Die Achsen erhalten jeweils eine Einheit und eine Skala. Du solltest dir in jeder Aufgabe beides sehr genau anschauen, um keine Fehler bei der Beantwortung der Fragen zu machen.

Bei der Skalierung der Achsen unterscheidet man zwischen linearer und logarithmischer Achseneinteilung. Ist eine Achse **linear** skaliert, so ist der Abstand zwischen zwei Punkten auf dieser Achse immer proportional zur optischen Länge, unabhängig davon, wo man sich auf der Achse befindet. Bei einer **logarithmisch** skalierten Achse ist dies nicht der Fall. Hier hängt der Abstand zwischen zwei Punkten von der Lage auf der Achse ab. Schaue dir hierzu die folgende Abbildung an und überlege, welche Achse linear und welche logarithmisch skaliert ist.

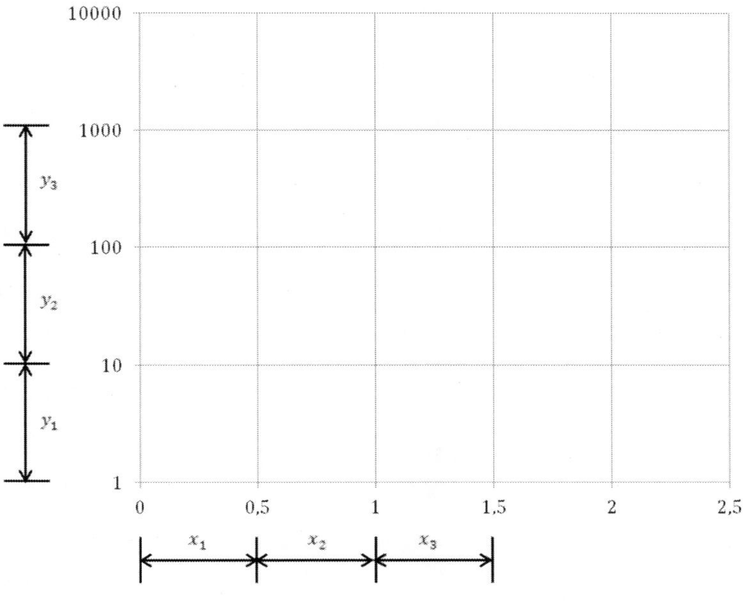

Rein optisch betrachtet sind die Strecken x_1, x_2, x_3 sowie y_1, y_2, y_3 gleich lang. Beachtet man nun aber auch die Skalierung, erkennt man, dass die Ordinate (zeigt nach oben, also y-Achse) logarithmisch skaliert ist. Der Wert eines Achsenabschnitts beträgt hier das 10-fache des vorangegangenen (Also 10 = 10 * 1, 100 = 10 * 10, 1000 = 10 * 100, usw.). Die Abszisse (waagerecht, also x-Achse) ist dagegen linear skaliert, wie sich leicht erkennen lässt.

In den Aufgaben muss oftmals beurteilt werden, ob zwischen zwei Variablen ein linearer oder ein exponentieller Zusammenhang vorliegt. Dies ist genau dann der Fall, wenn die Steigung der Kurve in dem entsprechenden Bereich konstant ist. Wenn dir eine Funktion f(x) gegeben ist, kannst du die Steigung durch Bildung der ersten Ableitung f'(x) bestimmen. Hängt f'(x) nicht mehr von x ab, so ist die Steigung konstant (z.B.: $f(x) = 0.5x + 1$; $f'(x) = 0.5$). Andernfalls liegt ein exponentieller Zusammenhang vor (z.B.: $f(x) = 0.5\, x^2 +1$; $f'(x) = x$). Sollst du den Zusammenhang an Hand einer Grafik bestimmen, ist es sehr wichtig, dass du die Achsenskalierung beachtest. Bei linearer Achseneinteilung weist eine Gerade auf einen linearen Zusammenhang hin. Sind eine oder beide Achsen dagegen logarithmisch skaliert, deutet eine Gerade auf einen exponentiellen Zusammenhang zwischen den Variablen hin.

Merke: Der Zusammenhang zwischen zwei Variablen ist linear, wenn die Steigung konstant ist. Dies ist in einem linear skalierten Koordinatensystem bei einer Geraden der Fall.

Monotone Beziehungen

Häufig wird in den Aufgaben der Begriff „kontinuierlich“ verwendet. Zum einen, um den Graphen an sich zu beschreiben und zum anderen, um bestimmte Eigenschaften des Graphen zu beschreiben.

Der Graph ist genau dann kontinuierlich, wenn jedem x-Wert ein y-Wert zugeordnet werden kann. Somit ist die Funktion in jedem Punkt definiert. Im Mathematikunterricht wirst du in diesem Falle vermutlich den Begriff „stetig“ verwendet haben.

Von einem **kontinuierlichen Anstieg** ist in dem Test die Rede, wenn die Zahlen in einer Zahlenfolge oder Funktion immer nur größer werden, aber nie konstant sind oder kleiner werden, d.h. die Steigung im entsprechenden Abschnitt immer positiv ist. Formal muss also die erste Ableitung größer Null sein ($f'(x) > 0$). Diese Eigenschaft der Funktion wird auch als „**streng monoton steigend**“ bezeichnet.

Bei einem **kontinuierlichen Abstieg** werden die Zahlen in einer Zahlenfolge oder Funktion demzufolge immer nur kleiner, aber sind nie konstant oder werden größer, die Steigung ist immer kleiner als Null ($f'(x) < 0$). Dies entspricht dem Begriff „**streng monoton fallend**“.

Proportionalität

Außerdem ist es für die Bearbeitung des Untertests Diagramme und Tabellen wichtig, zwischen direkter und indirekter Proportionalität unterscheiden zu können. Man spricht **von direkter Proportionalität** zweier Variablen x und y, wenn ihr Quotient x/y stets konstant ist. Fährt man z.B. mit einem Fahrrad mit konstanter Geschwindigkeit, so besteht eine direkte Proportionalität zwischen Weg und Zeit. Je länger man fährt, desto größer ist die Strecke, welche man zurücklegt. Graphisch erkennst du direkte Proportionalität anhand einer Geraden, die durch den Nullpunkt geht. Dies ist sehr wichtig, da bei direkter Proportionalität der Wert einer Variablen 0 sein muss, wenn der Wert der anderen Variablen auch 0 ist. Ist dies bei dem Fahrradbeispiel der Fall? Wenn du 0 Minuten Fahrrad fährst, hast du eine Strecke von 0 km zurückgelegt. Somit besteht eine direkte Proportionalität zwischen Weg und Zeit.

Von **indirekter Proportionalität** ist dagegen die Rede, wenn das Produkt zweier Variablen, x y, konstant ist. Dies ist beispielsweise der Fall, wenn 1 Arbeiter für die Erledigung einer Aufgabe 8 Stunden benötigt, diese Aufgabe aber auch von 2 Arbeitern in 4 Stunden oder von 4 Arbeitern in 2 Stunden erledigt werden kann. Wie du einfach nachprüfen kannst, ist das Produkt von Arbeitern und Arbeitsstunden jeweils 8. Zwischen der Anzahl der Arbeiter und der Zeit je Arbeiter besteht also ein indirekter proportionaler Zusammenhang. Graphisch erkennst du indirekte Proportionalität anhand einer Hyperbel.

Kurvendiagramme

Im Folgenden geben wir dir ein Beispiel für die Darstellung medizinischer Daten in einem Kurvendiagramm, um dich auf weitere Schwierigkeiten aufmerksam zu machen:

In einer Studie wurden zwei Mäusegruppen untersucht. Gruppe A erhielt ein blutdrucksenkendes Medikament in verschiedenen Dosierungen, Gruppe B ein Placebo (ein Scheinmedikament; ein Medikament, das keinen Wirkstoff, sondern nur unbedeutende Inhaltsstoffe enthält). Folgende Ergebnisse wurden erhalten:

Gruppe 1	
Medikamentendosis (Einheit: mg)	Blutdruck (Einheit: mmHg)
0	80
1	75
2	70
3	65

Gruppe 2	
Medikamentendosis (Einheit: mg)	Blutdruck (Einheit: mmHg)
0	80
1	80
2	80
3	80

Im Koordinatensystem sieht das wie folgt aus:

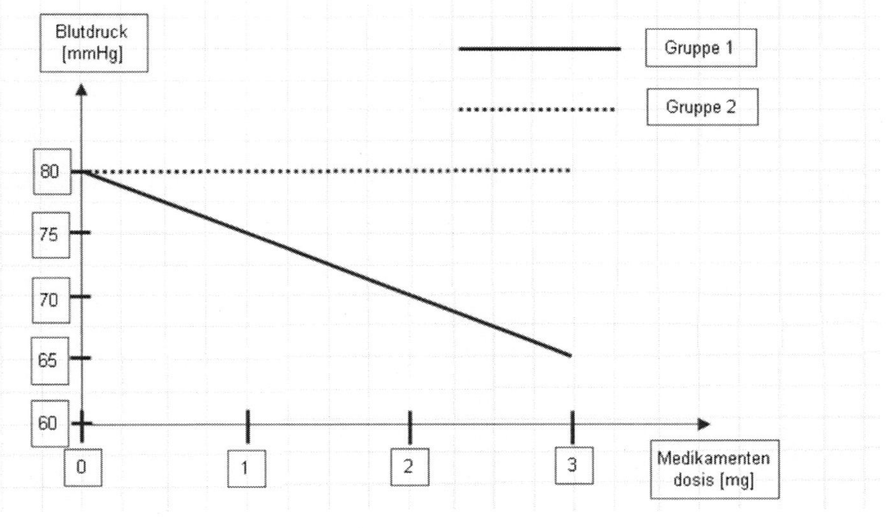

Es können sich also in einem Koordinatensystem mehrere Kurven befinden, was in den Aufgaben im TMS auch häufig der Fall ist. Beachte zudem einige Dinge:

- Die Achsenbeschriftung der Ordinate beginnt nicht bei 0.
- Die Achsen sind linear skaliert und haben Einheiten.
- Die Achsen geben absolute Zahlen an, nicht relative.

Werden diese drei Parameter an Koordinatensystemen nicht akribisch beachtet, führt das zu Fehlern. Die Aufgaben im TMS sind auch so konzipiert, dass man bei ungenügendem Beachten der Achsen schnell falsche Schlüsse zieht.

Tipp: Es kommt vor, dass in einer Aussage andere Einheiten verwendet werden als im Diagramm, z.B. Milliliter statt Liter. Hier musst du einfach die Einheiten umrechnen.

In der nachfolgenden Tabelle findest du alle für diesen Untertest relevanten Vorsätze für Maßeinheiten. Um bei der Bearbeitung der Aufgaben keine Zeit zu verlieren, solltest du diese Tabelle beherrschen.

Zehnerpotenz	Ausgeschrieben	Name
10^6	1.000.000 (Million)	Mega
10^3	1.000 (Tausend)	Kilo
10^2	100 (Hundert)	Hekto
10^1	10 (Zehn)	Deka
10^0	1	-
10^{-1}	0,1	Dezi
10^{-2}	0,01	Zenti
10^{-3}	0,001	Milli
10^{-6}	0,000001	Mikro
10^{-9}	0,000000001	Nano

Säulen- und Balkendiagramme

Säulen- und Balkendiagramme hast du bestimmt schon in der Schule oder in den Nachrichten kennengelernt. Sie werden meistens verwendet um absolute oder relative Häufigkeiten darzustellen. In der folgenden Abbildung sind die Bevölkerungszahlen einiger europäischer Länder in einem einfachen **Säulendiagramm** abgebildet.

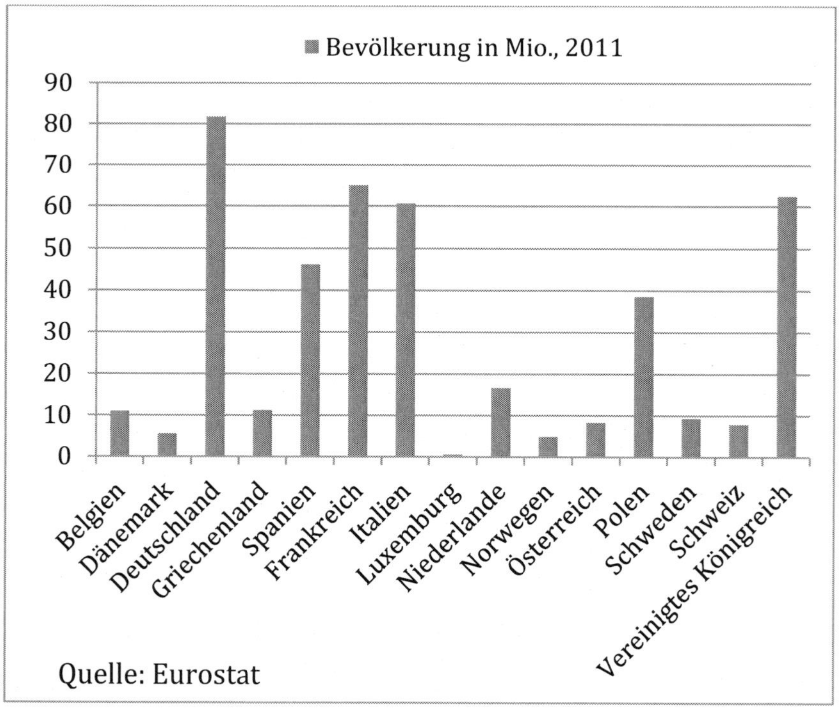

Hierbei handelt es sich um absolute Häufigkeiten. So kannst du anhand der Höhe einer Säule die Anzahl der Einwohner eines Landes unter Beachtung der Ordinate bestimmen. Ist die Säule eines Landes höher als die Säule eines anderen Landes, so verfügt dieses Land über eine größere Bevölkerung. Das Säulendiagramm ist einfach zu verstehen, da nur Unterschiede entlang der Ordinate sinnvoll zu interpretieren sind. Die Abszisse dient hier nur als Art Aufstelllinie. Ein zweidimensionales Säulendiagramm läge beispielsweise vor, wenn die Bevölkerung in Deutschland im Zeitablauf aufgetragen wäre. Dann würde die Ordinate Auskunft über die Bevölkerung und die Abszisse Auskunft über das jeweilige Jahr geben, so dass man z.B. die Einwohnerzahl zweier Jahre vergleichen kann.

Ein **Balkendiagramm** ist eigentlich nichts anderes, als ein um 90° gedrehtes Säulendiagramm. Häufig wird in einem Balkendiagramm die Veränderung einer Variablen über einen bestimmten Zeitraum dargestellt. Im folgenden Diagramm ist die Änderung der Arbeitslosenquote von 2010 zu 2011 dargestellt. Die Arbeitslosenquote ergibt sich aus der Anzahl der Arbeitslosen im Verhältnis zur Anzahl der Erwerbspersonen (also alle Personen, die arbeiten könnten). Es ist also eine relative Größe. Die Veränderung der Arbeitslosenquote ist in Prozentpunkten angegeben.

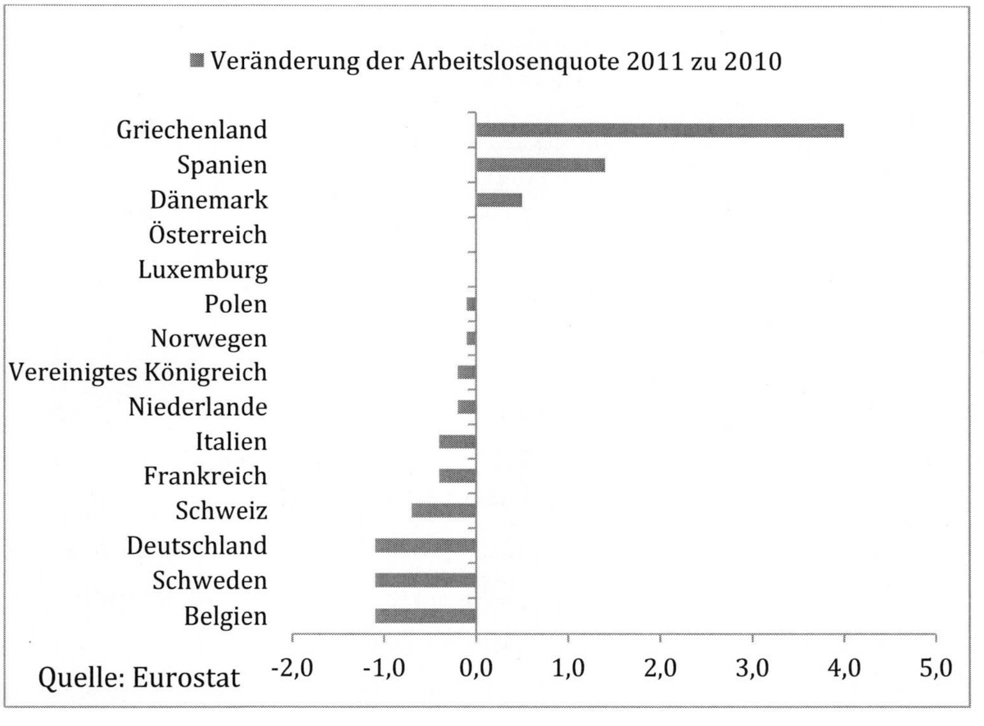

So kannst du also aus dem Diagramm ablesen, dass die Arbeitslosenquote in Griechenland im Jahr 2011 um 4 Prozentpunkte höher lag als 2010. Kannst du auch ablesen, in welchem Land die Anzahl der Arbeitslosen am stärksten gestiegen ist? Bei dieser Frage geht es um absolute Werte. Diese lassen sich allerdings nicht aus der Grafik ablesen. Spanien hat ungefähr vier Mal so viele Einwohner wie Griechenland und demzufolge vermutlich auch eine größere Anzahl an Erwerbspersonen. Steigt nun in beiden Ländern die Arbeitslosenquote um einen Prozentpunkt, ist die Anzahl der Arbeitslosen in Spanien, also der absolute Wert, stärker gestiegen als in Griechenland. Das ist allerdings eine Vermutung. Eine genaue Aussage dazu lässt sich also nicht anhand dieses Diagramms treffen, da die Informationen über die Anzahl an Erwerbspersonen fehlen.

Streifendiagramme

Streifendiagramme werden für gewöhnlich verwendet, um die relativen Anteile an einer Gesamtheit darzustellen. Ein Streifendiagramm besteht aus einem Balken, der die Gesamtheit darstellt und ist entsprechend der relativen Anteile bestimmter Merkmale unterteilt. Zum besseren Verständnis von Streifendiagrammen und deren Verwendung in der Medizin greifen wir wieder auf die obige Mäusestudie zurück. Im Gegensatz zum oberen Beispiel wird nun von relativen Werten Gebrauch gemacht. Nehmen wir nun an, beide Gruppen hätten unterschiedliche blutdrucksenkende Medikamente erhalten. Bei einigen Mäusen waren Nebenwirkungen zu erkennen, bei anderen nicht. In einem Streifendiagramm sehen die Studienergebnisse wie folgt aus:

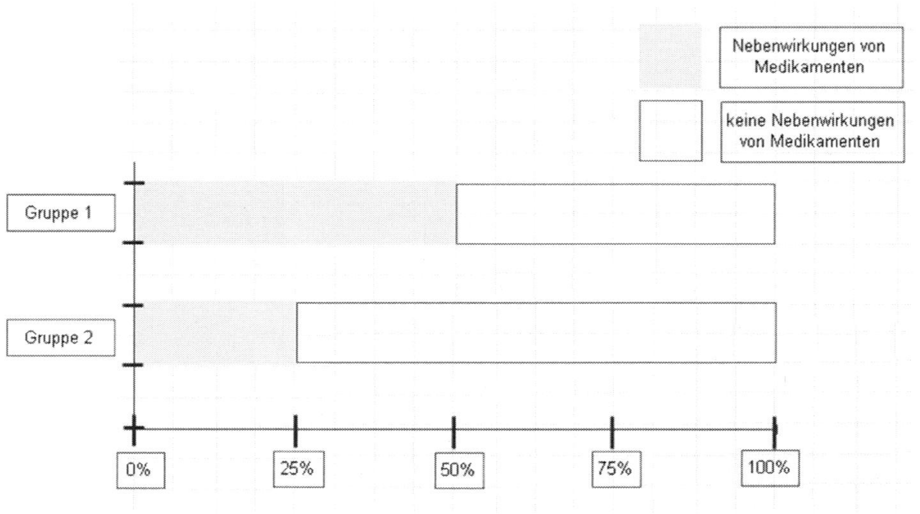

Wie kann man dieses Diagramm nun interpretieren? Für Gruppe 1 und Gruppe 2 haben wir also jeweils einen Balken, der gemäß den Anteilen von Nebenwirkungen/keine Nebenwirkungen unterteilt ist. In Gruppe 1 hatten 50% der Mäuse Nebenwirkungen von den Medikamenten, 50% nicht. In Gruppe 2 hatten 25% Nebenwirkungen, 75% nicht. So lange wir nicht wissen, wie viele Mäuse jeweils in Gruppe 1 und 2 sind, können wir allerdings nicht sagen, wie viele Mäuse (absolut) von Nebenwirkungen in der jeweiligen Gruppe betroffen sind. Wissen wir aber, dass es pro Gruppe 60 Mäuse sind, wissen wir beispielsweise, dass 30 davon in Gruppe 1 von Nebenwirkungen betroffen sind.

Andere, häufig in der Medizin verwendete Arten von relativen Daten sind Häufigkeitsangaben, beispielsweise von Krankheiten: So wird die Häufigkeit von neuerkrankenden Patienten an ALS (eine Erkrankung des motorischen Nervensystems) beispielsweise als 2 pro 100.000 Menschen pro Jahr angegeben. In der Schweiz mit einer Bevölkerung von 7.000.000 Menschen gibt es somit pro Jahr 70-mal mehr, also 140 Fälle.

Tipps für den Start

- ✓ Lade dir kostenlos unsere ausführlichen Kommentare zu den Lösungen der folgenden Übungsaufgaben über unsere Homepage herunter (www.smartmedix.de). Gerade, wenn dir eine korrekte oder falsche Antwort nicht ganz klar ist, werden dir diese Kommentare zum Verständnis helfen.
- ✓ Die Aussagen in den Aufgaben beziehen sich immer auf direkt ableitbare Fakten. Wenn sich eine Aussage nicht direkt aus den Angaben im Begleittext und dem Diagramm oder der Tabelle ergibt, dann ist diese Aussage falsch.
- ✓ Verallgemeinernde Aussagen beziehen sich auf den gesamten angesprochenen Kurvenverlauf bzw. auf alle betroffenen Fälle. Auch wenn es z.B. nur einen einzigen Zeitpunkt in einem ganzen Kurvenverlauf gibt, an dem die Aussage nicht zutrifft, ist die Aussage als falsch zu werten.
- ✓ Es ist sehr schwer, alle 24 Aufgaben in der vorgegebenen Zeit zu lösen. Lass dir zu Beginn mehr Zeit und steigere dich dann schrittweise. Wir empfehlen mit einer Bearbeitungszeit von 70–75 min zu beginnen, und dann die Bearbeitungszeit 5-Minuten-weise bis zur offiziellen Zeit von 60 min zu kürzen.
- ✓ Lass dich anfangs nicht entmutigen! Die ersten Serien werden schwierig zu lösen sein. Du wirst aber merken, dass es von Tag zu Tag besser geht, bis du sogar eine ganze Serie richtig in der vorgegebenen Zeit lösen kannst.
- ✓ Regelmäßiges Training ist dabei der Schlüssel zum Erfolg! Durch die Regelmäßigkeit gewöhnt sich das Gehirn an die praktizierte Tätigkeit. So lässt sich das Wissen bzw. die Fähigkeit unter Stress besser abrufen – genau das, was beim Test gebraucht wird.
- ✓ Die Testhersteller haben den Schwierigkeitsgrad in den letzten Jahren teilweise bewusst erhöht, zum Beispiel mit ungewohnten Diagrammformen, unübersichtlicheren Tabellen oder englischen Begriffen. Wir haben diese Entwicklungen berücksichtigt und entsprechende Aufgaben in unseren Übungsaufgaben eingefügt. Dieses Buch beinhaltet daher auch schwere Übungsaufgaben.
- ✓ Außerdem haben wir einige Diagramme und Tabellen bewusst unscharf abgedruckt um dich auf diese mögliche Gemeinheit im Medizinertest vorzubereiten.

Übungsaufgaben

1. Test

Mit dieser Aufgabengruppe wird die Fähigkeit geprüft, Diagramme und Tabellen richtig zu analysieren und zu interpretieren. Suchen Sie jeweils unter den Lösungsvorschlägen die richtige Antwort auf die gestellte Frage aus, und markieren Sie diese auf dem Antwortbogen. Zur Beantwortung sollen ausschließlich die in der Aufgabe dargebotenen Informationen herangezogen werden.

Markieren Sie auf Ihrem Antwortbogen für jede Aufgabe die richtige Antwort.

Zur Bearbeitung der folgenden **24 Aufgaben** stehen **60 Minuten** zur Verfügung.

1) Um länger tauchen zu können, probieren manche Schwimmer vor dem Tauchen zu hyperventilieren. Dies hat zur Folge, dass ihre Kohlenstoffdioxidkonzentration im Blut absinkt und sie erst später wieder einatmen müssen. Dies geschieht, weil der Atemreflex maßgeblich von einer niedrigen Kohlenstoffdioxidkonzentration abhängt. Folge hiervon kann sein, dass die Personen nicht genug Sauerstoff bekommen und so das O_2 Level stark abfällt. Dies führt wiederum zu einer Ohnmacht. Im Folgenden ist beispielhaft der Verlauf der CO_2 und der O_2 Konzentrationen eines Tauchers dargestellt. Die obere Linie ist O_2, die untere CO_2. Die gestrichelten Linien bedeuten, ab welchem Wert eine Ohnmacht eintritt, bzw. wann der Atemreflex beginnt.

Tauchen mit Hyperventilation

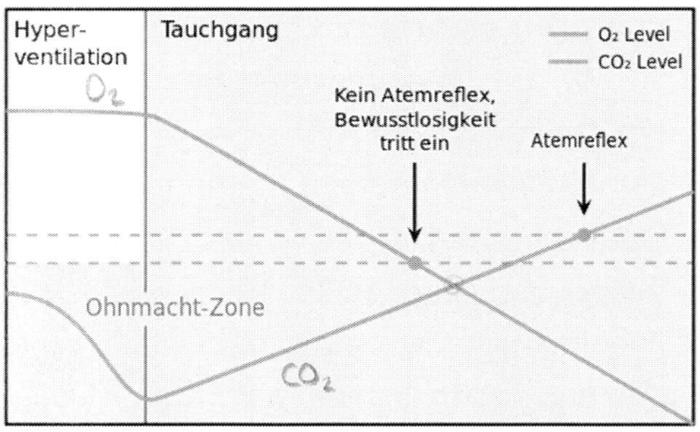

Quelle: Wikipedia, Schwimmbad-Blackout, https://de.wikipedia.org/wiki/Schwimmbad-Blackout, 21.12.2016

Welche Aussage lässt sich aus diesen Informationen ableiten?

(A) Hyperventilation vor dem Tauchen führt zur Bewusstlosigkeit.
(B) Eine Hyperventilation senkt die O2-Konzentration bei gleichbleibender CO2-Konzentration.
(C) Damit der Atemreflex vor der Ohnmacht eintritt, muss die Sauerstoffkonzentration höher sein als die Kohlenstoffdioxidkonzentration.
(D) Bei der Bewusstlosigkeit kommt es zu keinem weiteren Anstieg der CO2-Konzentration.
(E) Wenn die Konzentration der beiden Gase gleich ist und dieser Wert über dem Wert des Atemreflexes liegt, atmet der Taucher vor Eintritt der Bewusstlosigkeit.

2) Die folgende Tabelle zeigt die unterschiedlichen Tests, die schon vor der Geburt durchgeführt werden können, um ein Kind mit Trisomie 21 (Down-Syndrom) erkennen zu können. Neben dem Namen des Tests ist auch dargestellt, in welcher Schwangerschaftswoche er durchgeführt wird und in wieviel Prozent der Fälle der jeweilige Test richtig positiv bzw. fälschlicherweise positiv ist.

Combined test	10–13.5 wks	82–87%	5%
Quad screen	15–20 wks	81%	5%
Integrated test	15–20 wks	94–96%	5%
Cell-free fetal DNA	From 10 wks[74]	96-100%[75]	0.3%[76]

Quelle: Wikipedia, Down syndrome, https://en.wikipedia.org/wiki/Down_syndrome, 21.12.2016

Welche Aussage lässt sich nicht aus dieser Tabelle ableiten?

(A) Vergleicht man die ersten drei Tests miteinander, wird der Anteil der Frauen, die fälschlicherweise ein positives Ergebnis haben, mit dem Voranschreiten der Schwangerschaft kleiner.
(B) Beim „Quad screen"-Test ist die Wahrscheinlichkeit, trotz eines negativen Ergebnisses ein Kind mit dem Down-Syndrom zu haben, unter den genannten Tests am höchsten.
(C) Der „Cell-free fetal DNA"-Test hat die höchste Genauigkeit.
(D) Führt man bei einer Gruppe erst den „combined test" und dann bei den negativ Getesteten noch einen „Quad screen"-Test durch, werden über 90% der Kinder mit Down-Syndrom erkannt.
(E) Der „Integrated test" hat gegenüber den anderen genannten Tests keinen Vorteil bei der Zahl der Falsch-Positiven.

3) Die folgende Grafik zeigt die Entwicklung der Lebenserwartung bei der Geburt in Deutschland seit 1962 für Frauen (oben) und Männer (unten). Zusätzlich wurden die Werte bis 1872 aus einigen Werten und deren Entwicklung abgeleitet und zusätzlich aufgetragen (gestrichelt).

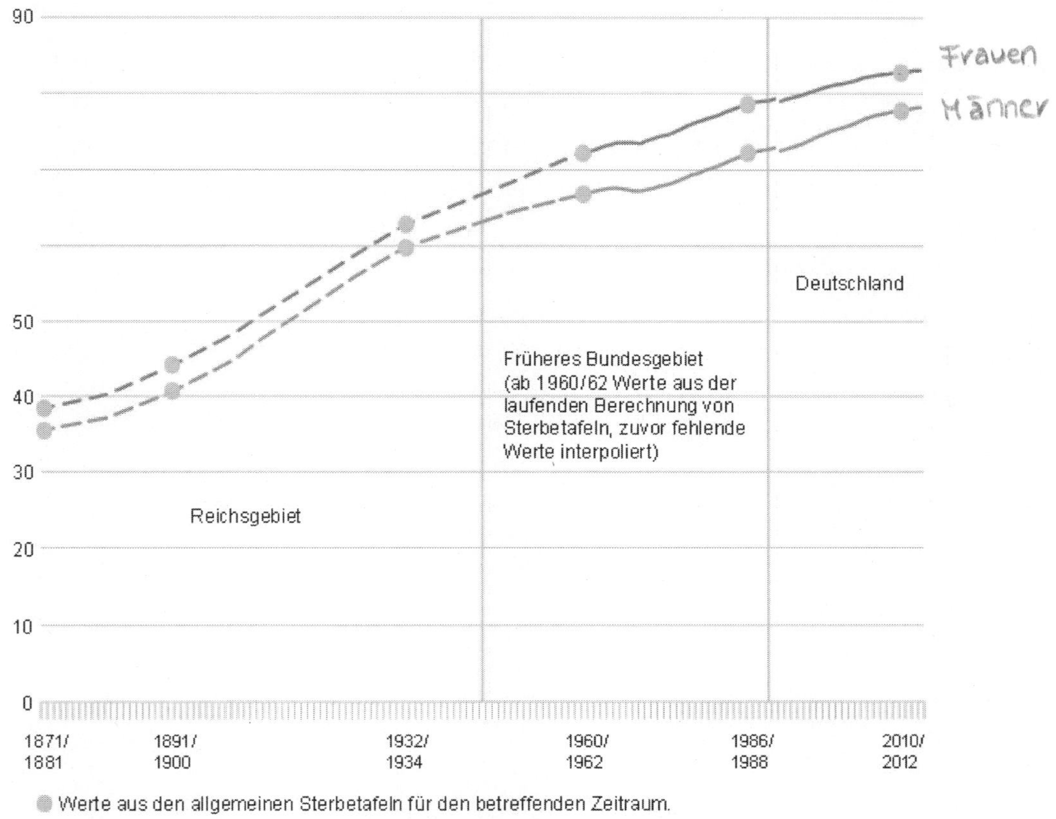

Quelle: Statistisches Bundesamt, Lebenserwartung bei Geburt, https://www.destatis.de/DE/ZahlenFakten/GesellschaftStaat/Bevoelkerung/Sterbefaelle/Sterbefaelle.html, 21.12.2016

Welche Aussage lässt sich aus diesen Informationen nicht ableiten?

(A) Nach der deutschen Einheit 1990 ist die durchschnittliche Lebenserwartung bei der Geburt kurzzeitig kleiner geworden.
(B) Der stärkste Anstieg der Lebenserwartung trat während der ersten Hälfte des 20. Jahrhunderts auf.
(C) Der relative Unterschied zwischen Frauen und Männern ändert sich nur gering.
(D) Im Jahr 2010 hatte eine 20-jährige Frau im Schnitt noch über 60 Jahre zu leben.
(E) Im dargestellten Zeitraum ab 1962 kam es zweimal zu einem Rückgang der Lebenserwartung.

4) In der folgenden Tabelle sind die Beschäftigten im Gesundheitswesen in Deutschland aufgeführt. Zusätzlich zur Gesamtzahl sind die konkreten Zahlen für den Gesundheitsschutz und die ambulanten Einrichtungen, aufgegliedert in die unterschiedlichen Bereiche, aufgeführt. Die Zahlen sind abhängig vom Alter und in Tausend angegeben.

Gegenstand der Nachweisung	Ins-gesamt	Gesund-heits-schutz	Ambulante Einrichtungen						
			Zu-sammen	Arzt-praxen	Zahnarzt-praxen	Praxen sonstiger medizin. Berufe	Apo-theken	Einzel-handel	Ambu-lante Pflege
nach Altersgruppen									
Alter von ... bis unter ... Jahren									
unter 30	853	2	354	101	69	76	40	21	46
30 - 40	1 078	5	436	121	82	97	45	24	67
40 - 50	1 350	9	540	166	80	126	51	29	87
50 - 60	1 420	14	564	190	76	121	53	28	96
60 und mehr	522	5	264	98	38	55	33	11	29

Quelle: Statistisches Bundesamt, Gesundheit Personal, https://www.destatis.de/DE/Publikationen/Thematisch/Gesundheit/Gesundheitspersonal/PersonalPDF_2120731.pdf?__blob=publicationFile, 21.12.2016

Welche Aussage lässt sich aus dieser Tabelle ableiten?

(A) Die Beschäftigten der Arztpraxen machen über ein Drittel der ambulant arbeitenden Personen aus.

(B) Von den unter 30-jährigen arbeiten ungefähr 700 000 Personen im ambulanten Bereich.

(C) Eine 35-jährige Person, die im Gesundheitswesen arbeitet, arbeitet am wahrscheinlichsten in einer Arztpraxis.

(D) Bei der Gruppe „60 und mehr" arbeitet weniger als die Hälfte der im Gesundheitswesen arbeitenden Personen im nicht-ambulanten Bereich.

(E) Der Gesundheitsschutz macht gerade etwas über 1% der im Gesundheitswesen beschäftigten Personen aus.

5) Der Blutzuckerspiegel im Blut soll annähernd konstant gehalten werden, um die Energiebereitstellung zu gewährleisten, aber auch, damit die Konzentration nicht zu groß wird. Dies funktioniert im Körper über verschiedene Systeme.

1. Glucagon: Das Hormon wird vermehrt gebildet, wenn der Zuckerspiegel im Blut niedrig ist und führt unter anderem zu einer Erhöhung der Glukosekonzentration im Blut.

2. Insulin: Dieses Hormon hat eine genau umgekehrte Wirkung. Es senkt den Blutzuckerspiegel durch z.B. Einlagerung in der Leber. Insulin wird direkt vermehrt gebildet, wenn wir Zucker aus der Nahrung ins Blut aufnehmen und so der Blutzuckerspiegel ansteigt. Sekundär, zeitlich versetzt, aktiviert auch GLP-1, was den Zuckergehalt unserer Nahrung im Darm misst, die Produktion von Insulin.

In der folgenden Grafik ist die Entwicklung des Glucagon-, des Insulin- und des GLP-1-Spiegels nach einer Mahlzeit aufgeführt.

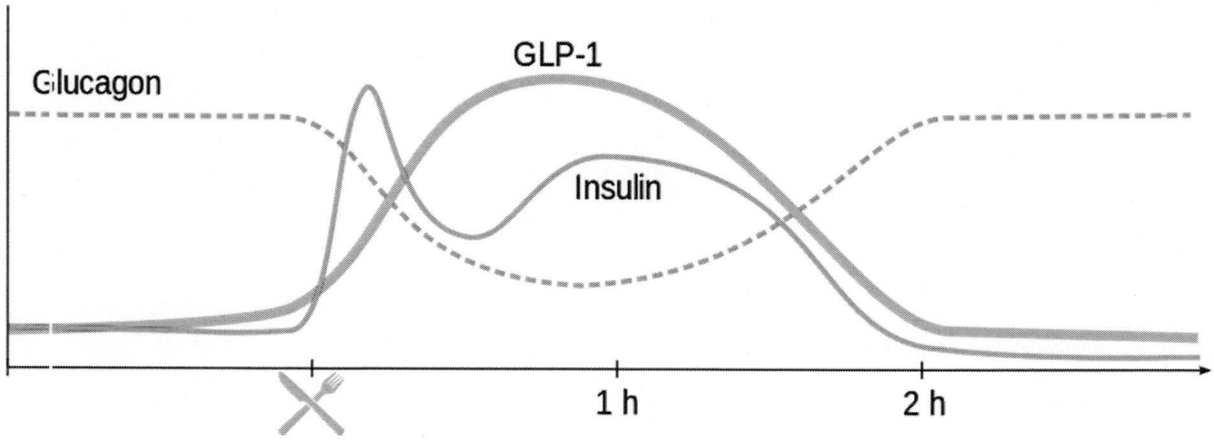

Quelle: Wikipedia, Insulin, https://de.wikipedia.org/wiki/Insulin, 21.12.2016

Prüfen Sie die folgenden Aussagen:

I. Der Anstieg des GLP-1 hat einen geringeren Anstieg des Insulinspiegels zur Folge als die Aktivierung durch einen erhöhten Blutzuckerspiegel.
II. Essen, das wenig Zucker enthält, führt nur zu einer Abflachung des zweiten Gipfels des Insulin-Spiegels.
III. Eine verminderte Produktion des GLP-1 führt zu einer langsameren Regenerierung des Glucagon-Spiegels auf das ursprüngliche Niveau.

Welche der Aussagen lässt bzw. lassen sich aus diesen Informationen ableiten?

(A) Nur Aussage I ist ableitbar.
(B) Nur Aussage II ist ableitbar.
(C) Nur die Aussagen I und III sind ableitbar.
(D) Nur die Aussagen II und III sind ableitbar.
(E) Keine der Aussagen ist ableitbar.

6) Untersucht man das Suchtverhalten von verschiedenen Drogenabhängigen, so fällt auf, dass das Abhängigkeitspotenzial von verschiedenen Substanzen sehr unterschiedlich ist. Ein Einfluss auf dieses Potenzial hat beispielsweise das Verhältnis der Dosis, ab der eine Droge wirkt und der Dosis, ab der sie tödlich ist. Dies ist in der folgenden Grafik für verschiedene Substanzen dargestellt. Zusätzlich kann man sie verschiedenen Gruppen zuordnen, abhängig von der Wirkungsweise und den chemischen Eigenschaften. Dies ist in der Grafik anhand der Symbole zu erkennen.

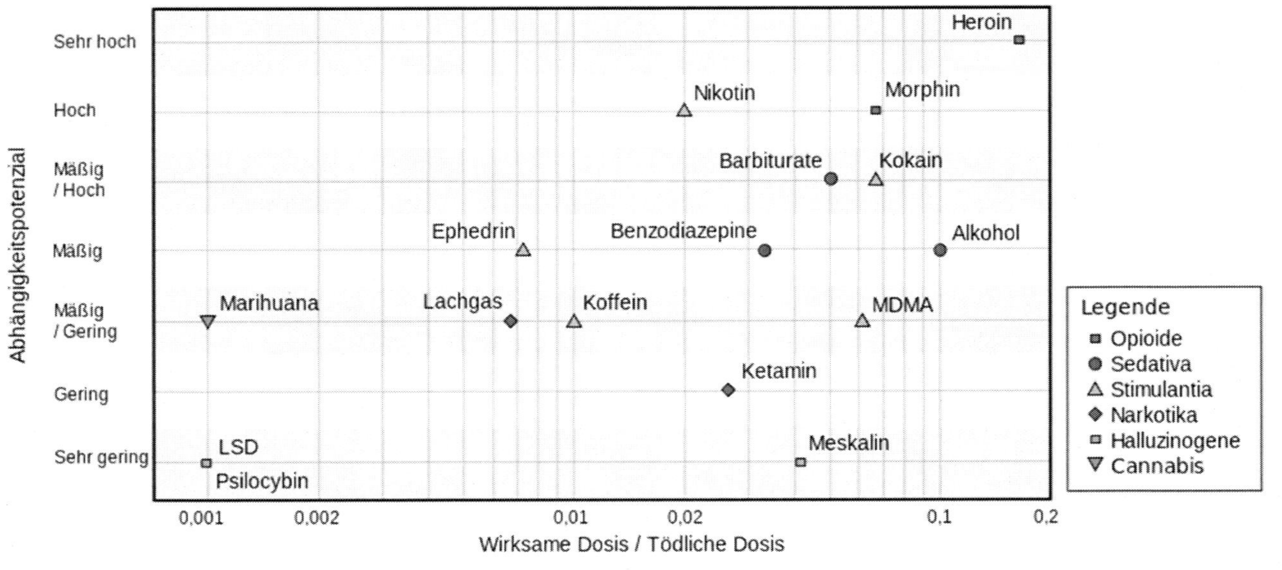

Quelle: Wikipedia, MDMA, https://de.wikipedia.org/wiki/MDMA, 2.1.2017

Welche Aussage lässt sich aus diesen Informationen ableiten?

(A) Die tödliche Dosis ist bei Heroin am höchsten.
(B) Wäre die tödliche Dosis von Koffein nur halb so groß, dann wäre dessen Abhängigkeitspotenzial „hoch".
(C) Bei allen dargestellten „Sedativa" ist die tödliche Dosis höchstens um den Faktor 50 höher als die wirksame Dosis.
(D) Substanzen der gleichen Gruppen haben ähnliche Abhängigkeitspotenziale.
(E) Der Unterschied in der wirksamen und der tödlichen Dosis ist bei LSD und Marihuana gleich groß.

7) Das Odds Ratio ist eine Kennzahl bei medizinischen Studien, die etwas über den Zusammenhang zweier Variablen aussagt. Häufig werden die Auswirkungen von Umweltfaktoren (z.B. Rauchen) auf die Krankheitswahrscheinlichkeit (z.B. Lungenkrebs) mit Hilfe dieser Zahl ausgedrückt.

In der folgenden Grafik sind die Wahrscheinlichkeiten A und B gegeneinander aufgetragen. A steht in dem Fall für die Krankheitswahrscheinlichkeit ohne Disposition des Umweltfaktors, B mit Disposition des Umweltfaktors. Die Linien stellen dabei den Logarithmus des Odds Ratio da.

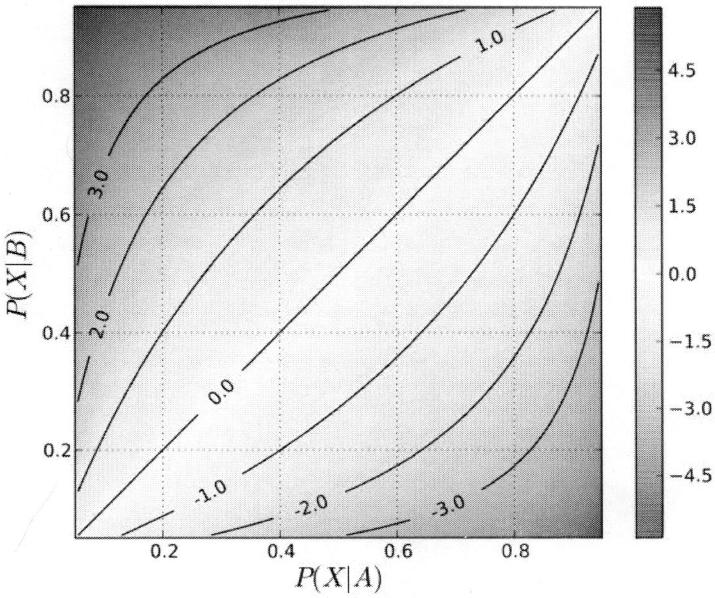

Quelle: Wikipedia, Odds Ratio, https://en.wikipedia.org/wiki/Odds_ratio, 2.1.2017

Welche Aussage lässt sich nicht aus den Informationen ableiten?

(A) Bei einem Odds Ratio von 1 ist die Krankheitswahrscheinlichkeit mit und ohne Umweltfaktor gleich.

(B) Eine Erhöhung der Wahrscheinlichkeit A, führt unabhängig vom Odds Ratio auch zu einer Erhöhung der Wahrscheinlichkeit B.

(C) Das Odds Ratio ist dann größer als 1, wenn die Krankheitswahrscheinlichkeit mit Disposition des Umweltfaktors größer ist als ohne Disposition.

(D) Bei einem Odds Ratio von 2 liegt bei einer Wahrscheinlichkeit von A von 0,2 das Krankheitsrisiko mit Disposition des Umweltfaktors bei über 0,6.

(E) Ein Umweltfaktor kann einen senkenden Effekt auf die Krankheitswahrscheinlichkeit haben.

8) Ein Paretodiagramm ist ein spezielles Säulendiagramm, bei dem die abgefragten Parameter nach absteigender Größe geordnet werden. Zusätzlich werden bei dieser Art der Darstellung die prozentualen Anteile der Parameter sichtbar.

Ein solches Diagramm ist im Folgenden für die Verspätungsgründe von insgesamt 168 Arbeitnehmern dargestellt.

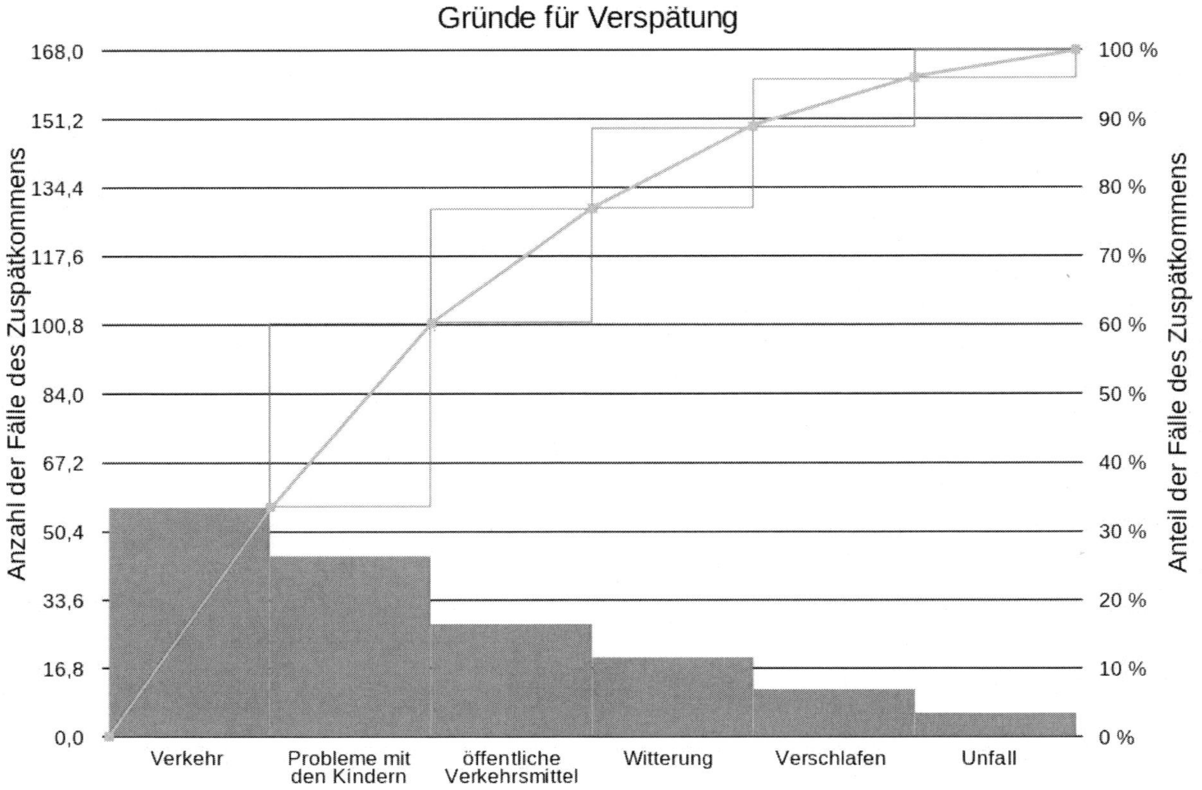

Quelle: Wikipedia, Paretodiagramm, https://de.wikipedia.org/wiki/Paretodiagramm, 2.1.2017

Welche Aussage lässt sich nicht aus diesen Informationen ableiten?

(A) Ungefähr 60% der Zuspätkommenden geben unter anderem Probleme mit Kindern als Ursache an.

(B) Eine genaue Aussage über die Zahlen wäre auch nur mit der Darstellung der Linie möglich.

(C) Über 10% der Befragten gaben an, dass sie aufgrund der Witterung zu spät gekommen sind.

(D) Zur Untersuchung des prozentualen Anteils wurde die Gesamtanzahl der Befragten gleich 100 Prozent gesetzt.

(E) Der prozentuale Anteil macht keine Aussage über den Anteil der Zuspätkommenden an allen Arbeitnehmern.

9) Bei der klinischen Untersuchung der Lunge unterscheidet man verschiedene Volumina, die man messen kann. Das Atemzugvolumen (Tidal Volume) entspricht der Luftmenge, die man in Ruhe pro Atemzug einatmet. Die Reservevolumina sind die Luftmengen, die nach normaler Inspiration noch zusätzlich eingeatmet werden können (IRV), bzw. nach der Exspiration nach ausgeatmet werden könne (ERV). Das Residualvolumen (RV) entspricht der Luftmenge in der Lunge, die konstant verbleibt, selbst bei maximaler Ausatmung. Die Vitalkapazität (VC) entspricht der Luftmenge, die nach maximaler Inspiration abgeatmet werden kann. Die totale Lungenkapazität (TLC) entspricht dem maximalen Gesamtvolumen der Lunge.

In der folgenden Grafik sind diese Volumina in Abhängigkeit des Körpergewichts dargestellt.

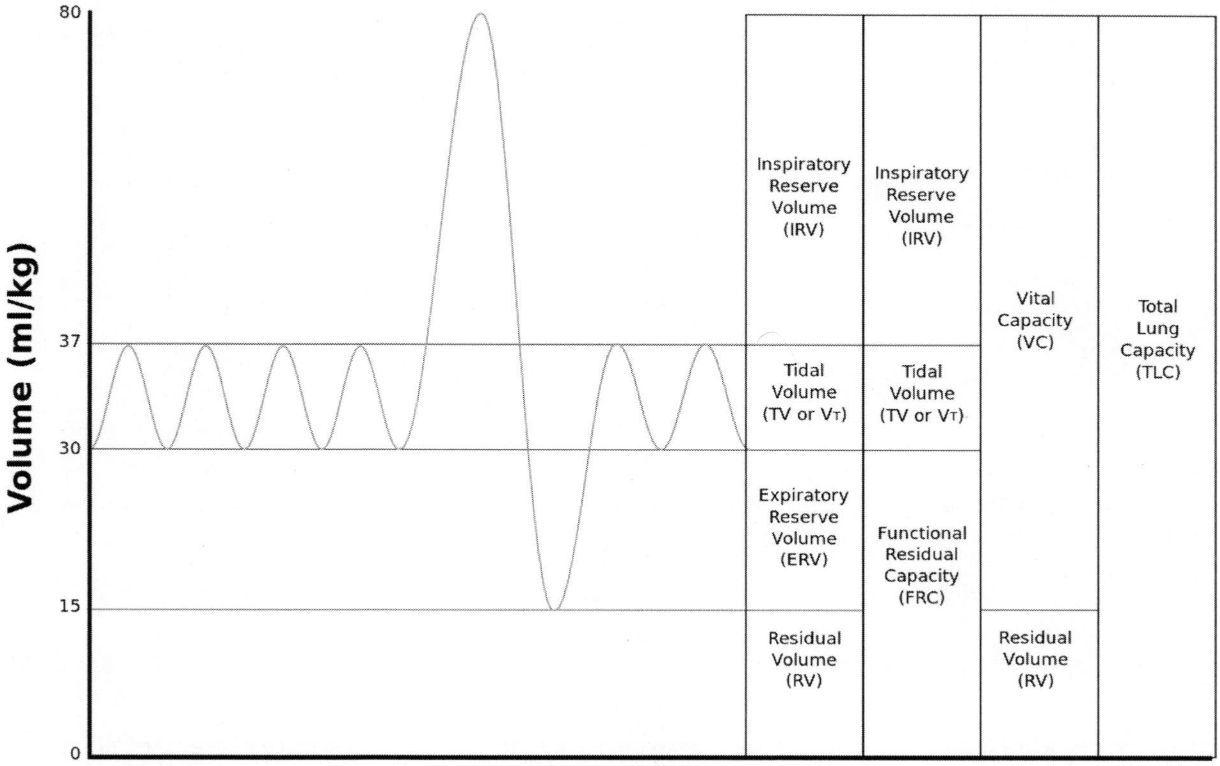

Quelle: Wikipedia, Lungenvolumen, https://de.wikipedia.org/wiki/Lungenvolumen, 2.1.2017

Welche Aussage lässt sich aus diesen Informationen ableiten?

(A) Das normale Atemzugvolumen einer 80 kg schweren Person liegt bei etwa 400 ml.

(B) Die Vitalkapazität kann gemessen werden, indem man den Patienten nach einer normalen Atmung bittet, komplett auszuatmen.

(C) Bei einer 50 kg schweren Frau muss ein Residualvolumen von 750 ml als erniedrigt eingestuft werden.

(D) Verkleinert sich das Atemzugvolumen, so sinkt auch das Inspiratorische Reservevolumen (IRV).

(E) Ist das Atemzugvolumen bekannt, kann man aus der Messung des gesamten Ausatemvolumens nach einer normalen Inspiration das Exspiratorische Reservevolumen (ERV) bestimmen.

10) In den beiden folgenden Tabellen sind die fünf häufigsten Nebendiagnosen von zwei Herzerkrankungen dargestellt, wie sie in Deutschland in Krankhäusern diagnostiziert werden und die Gesamtzahl der Fälle, bei der eine Nebendiagnose gestellt wurde. Mit Hilfe dieser Zahlen lassen sich Aussagen über die Komorbidität (=Erkrankung an mehreren Krankheiten) der Patienten machen und inwiefern sie mit der Diagnose zusammenhängen.

Vorhofflimmern:

Rang	Pos.-Nr. ICD-10/Nebendiagnose	Anzahl	*in %*
	Insgesamt	**1 651 286**	***100***
1	I10 Essentielle (primäre) Hypertonie	171 275	*10,4*
2	Z92 Medizinische Behandlung in der Eigenanamnese	139 852	*8,5*
3	I25 Chronische ischämische Herzkrankheit	85 803	*5,2*
4	I50 Herzinsuffizienz	78 239	*4,7*
5	E78 Störungen des Lipoproteinstoffwechsels und sonstige Lipidämien	76 879	*4,7*

Herzinsuffizienz:

Rang	Pos.-Nr. ICD-10/Nebendiagnose	Anzahl	*in %*
	Insgesamt	**5 168 098**	***100***
1	I25 Chronische ischämische Herzkrankheit	258 160	*5,0*
2	I48 Vorhofflimmern und Vorhofflattern	249 655	*4,8*
3	I10 Essentielle (primäre) Hypertonie	217 906	*4,2*
4	N18 Chronische Nierenkrankheit	203 770	*3,9*
5	Z92 Medizinische Behandlung in der Eigenanamnese	196 477	*3,8*

Quelle: Statistisches Bundesamt, Gesundheit, https://www.destatis.de/DE/Publikationen/Thematisch/Gesundheit/Krankenhaeuser/Fallpauschalen-Krankenhaus2120640157004.pdf?__blob=publicationFile, 2.1.2017

Welche Aussage lässt sich aus diesen Tabellen ableiten?

(A) Die Patientenzahl, bei der eine Herzinsuffizienz diagnostiziert wurde, ist höher als die Zahl der Patienten, bei der ein Vorhofflimmern diagnostiziert wurde.

(B) Aus der Tabelle lässt sich keine Aussage darüber machen, wie hoch der relative Anteil an Patienten mit einer Komorbidität an der Gesamtanzahl der Patienten ist.

(C) Bei über 10% der Patienten mit Vorhofflimmern lag eine „essentielle (primäre) Hypertonie“ vor.

(D) Patienten können nicht in beiden Statistiken vorkommen.

(E) Eine „chronische ischämische Herzkrankheit“ ist bei den dargestellten Herzkrankheiten insgesamt die häufigste Nebendiagnose.

11) Zur Untersuchung der verschiedenen Prozeduren, die im Krankhaus stattfinden, untersucht das Statistische Bundesamt jährlich die Fallzahlen und stellt die durchgeführten Verfahren in Relation zueinander. In der folgenden Grafik ist das Ergebnis aus dem Jahr 2015 (in Millionen) in einem Tortendiagramm dargestellt.

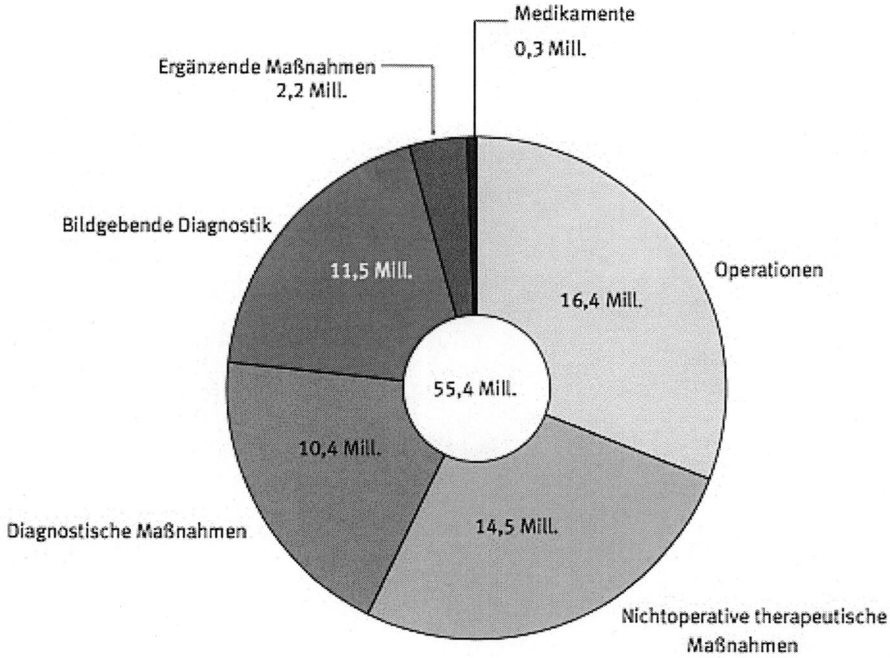

Quelle: Statistisches Bundesamt, Gesundheit, https://www.destatis.de/DE/Publikationen/Thematisch/Gesundheit/Krankenhaeuser/FallpauschalenKrankenhaus2120640157004.pdf?__blob=publicationFile, 2.1.2017

Prüfen Sie die folgenden Aussagen:

I. Nicht jeder Operation geht eine bildgebende Diagnostik voraus.
II. Die Diagnostik macht nur etwa 40% aller Behandlungen im Krankenhaus aus.
III. Insgesamt wurden im Jahr 2015 55,4 Millionen Menschen in deutschen Krankenhäusern behandelt.

Welche der Aussagen lässt bzw. lassen sich aus diesen Informationen ableiten?

(A) Nur Aussage I ist ableitbar.
(B) Nur Aussage II ist ableitbar.
(C) Nur die Aussagen I und III sind ableitbar.
(D) Nur die Aussagen II und III sind ableitbar.
(E) Keine der Aussagen ist ableitbar.

12) Die chronische obstruktive Lungenkrankheit bezeichnet eine Erkrankung der Lunge, bei der vor allem die Ausatmung behindert ist. Patienten klagen über Husten, vermehrten Auswurf und Probleme beim Atmen, vor allem bei der Belastung. Die Einschränkungen bei der Ausatmung werden hauptsächlich benutzt, um den Schweregrad der Erkrankung einzuschätzen. Hierbei wird das maximale Volumen gemessen, das ein Patient innerhalb von einer Sekunde ausatmen kann (FEV_1), und mit den Sollwerten verglichen. Außerdem wird die Anzahl der Symptome, über die der Patient klagt, in die Diagnose mit einbezogen.

Diese Skala ist im Folgenden dargestellt.

Schweregrad	FEV_1	Symptomatik
A	≥ 50%	wenige Symptome
B	≥ 50%	vermehrt Symptome
C	< 50%	wenige Symptome
D	< 50%	vermehrt Symptome

Quelle: Wikipedia, Chronische obstruktive Lungenerkrankung, https://de.wikipedia.org/wiki/Chronisch_obstruktive_Lungenerkrankung, 2.1.2017

Abhängig vom Schweregrad findet dann auch die medikamentöse Therapie statt. Diese ist im Folgenden dargestellt. Man beginnt mit der ersten Wahl. Sollte dies keine Besserung zeigen, wird stattdessen die zweite Wahl verwendet.

Patientengruppe	Erste Wahl	Zweite Wahl
A	kurz wirksames Anticholinergikum (SAMA) bei Bedarf oder kurz wirksamer Beta-2-Agonist (SABA) bei Bedarf	lang wirksames Anticholinergikum (LAMA) oder lang wirksamer Beta-2-Agonist (LABA) oder SAMA plus SABA
B	LAMA oder LABA	LAMA plus LABA
C	inhalatives Corticosteroid (ICS) plus LABA oder LAMA	LAMA plus LABA
D	ICS plus LABA oder LAMA	ICS plus LAMA oder ICS plus LABA plus LAMA oder ICS plus LABA plus PDE-4-Hemmer oder LAMA plus LABA oder LAMA plus PDE-4-Hemmer

Quelle: Wikipedia, Chronische obstruktive Lungenerkrankung, https://de.wikipedia.org/wiki/Chronisch_obstruktive_Lungenerkrankung, 2.1.2017

Welche Aussage lässt sich nicht aus den Tabellen ableiten?

(A) Zwei Patienten, die unterschiedlichen Schweregraden zugeordnet sind, können dieselbe Therapie erhalten.

(B) Ein Patient kann trotz normaler FEV1 anhand der Skala als krank eingestuft werden.

(C) Ein Patient durchläuft im Normalfall die einzelnen Stufen der Schweregrade der Krankheit.

(D) Patienten, die weniger als 50% des normalen Volumens in einer Sekunde ausatmen können, erhalten primär immer ein „inhalatives Corticosteroid (ICS)".

(E) Manche der erkrankten Patienten werden nur im Bedarfsfall medikamentös behandelt.

13) Der Sauerstofftransport im menschlichen Blut läuft vorwiegend über Hämoglobin, das in den Erythrozyten des Bluts vorkommt. Während der Embryologie und nach der Geburt kommt es bei der Synthese des Hämoglobins zu einer Veränderung des Ortes und der Zusammensetzung. Der Stoff besteht aus vier Ketten, bei der sich je zwei gleiche zu einem Dimer und zwei unterschiedliche Dimere zu einem Tetramer zusammenlagern. In der folgenden Grafik ist die Synthese der unterschiedlichen Ketten in Prozent und der hauptsächliche Syntheseort dargestellt.

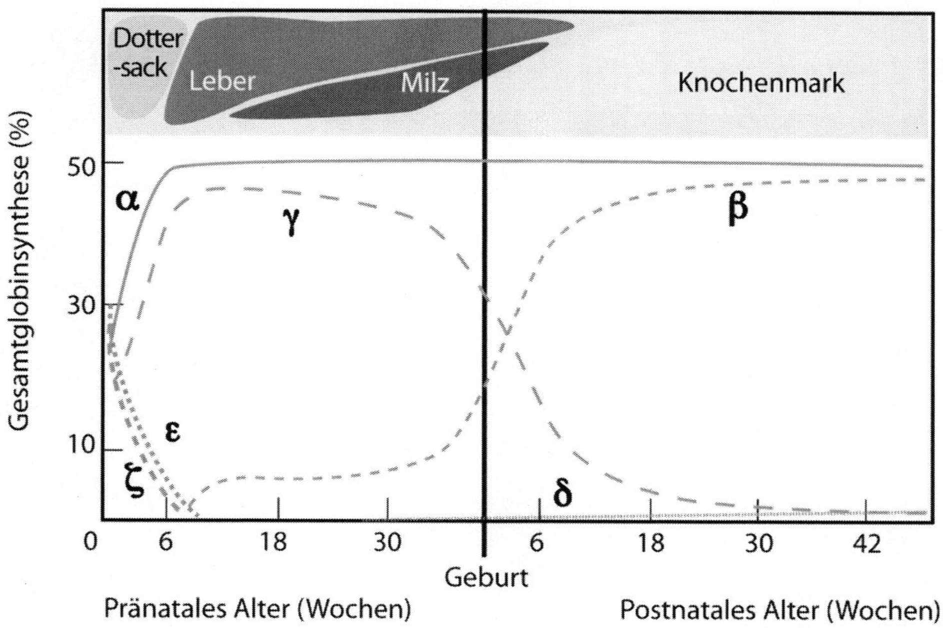

Quelle: Wikipedia, Hämoglobin, https://de.wikipedia.org/wiki/Hämoglobin, 2.1.2017

Welche Aussage lässt sich aus diesen Informationen ableiten?

(A) Mit der Geburt endet die Synthese der γ-Ketten.
(B) Die ε-Kette wird hauptsächlich in der Milz produziert.
(C) Ab sechs Woche nach der Geburt wird hauptsächlich Hämoglobin mit zwei α- und zwei β-Ketten gebildet.
(D) 18 Wochen nach der Geburt kann ein Hämoglobin entstehen, dass aus je einer α-, β-, γ- und δ-Kette besteht.
(E) Milz und Leber spielen nur während des pränatalen Alters eine Rolle bei der Hämoglobinsynthese.

14) Die Bindung von Sauerstoff an Hämoglobin zum Transport wird durch verschiedene Stoffe beeinflusst. Dies ist wichtig für die Regulation der Sauerstoffabgabe im Gewebe, damit solches mit hohem Sauerstoffverbrauch auch viel geliefert bekommt, während Gebiete, die nur wenig Sauerstoff benötigen übersättigt werden. Im menschlichen Körper regulieren unter physiologischen Bedingungen zwei Stoffe diese Bindung. Zum einem der pH-Wert, der bei hoher CO_2-Konzentration absinkt, und zum anderen Bisphosphoglycerin (DPG), dass bei Sauerstoffverbrauch vermehrt gebildet wird. Außerdem beeinflusst auch die Temperatur der Umgebung die Sauerstoffabgabe.

In dem folgenden Diagramm ist die Hämoglobinsättigung in Abhängigkeit von dem Sauerstoffdruck (PO_2) dargestellt und inwiefern die genannten Stoffe dies beeinflussen.

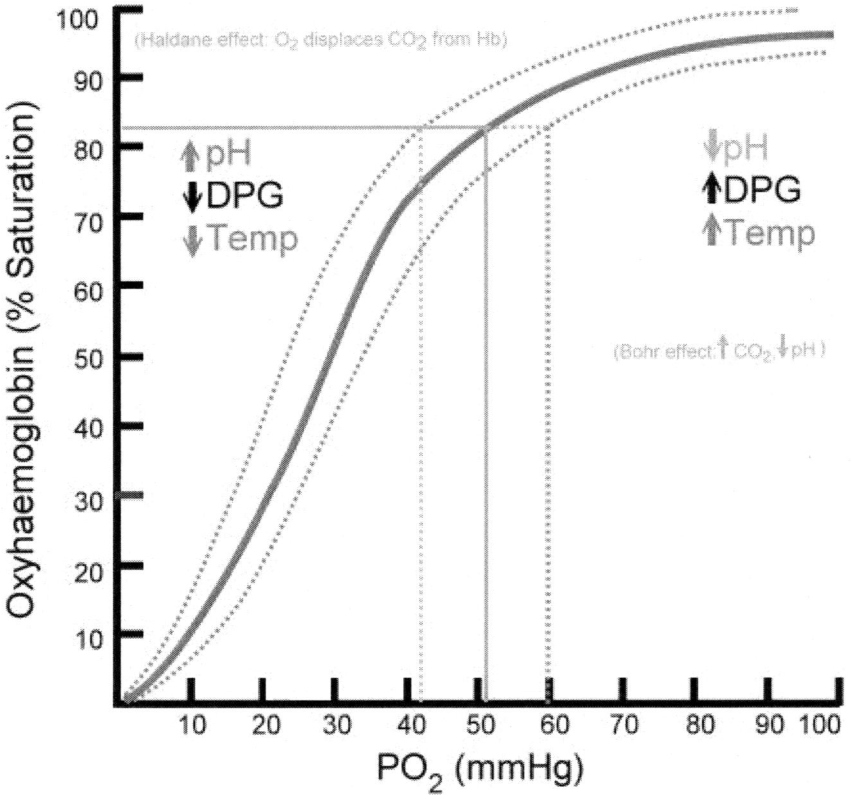

Quelle: Wikipedia, Oxygen–hemoglobin dissociation curve, https://en.wikipedia.org/wiki/Oxygen–hemoglobin_dissociation_curve, 2.1.2017

Welche Aussage lässt sich aus den Informationen ableiten?

(A) Bei einem PO2 von 50 mmHG führt ein niedriger pH-Wert zu einer niedrigeren Sauerstoffsättigung des Hämoglobins.

(B) Leidet ein Patient an Fieber, dann hat er auch insgesamt eine erhöhte Sauerstoffsättigung des Hämoglobins.

(C) Die vermehrte Bildung von DPG hat die gleiche Sättigung bei niedrigerem Sauerstoffdruck zur Folge.

(D) Ein Anstieg des pH-Werts führt bei gleichem PO2 auf jeden Fall zu einer höheren Sättigung.

(E) Eine hohe Temperatur und ein hoher pH-Wert haben die gleiche Wirkung auf die Sauerstoffsättigung.

15) Das folgende Diagramm zeigt die Normwerte des „Peak Expiratory Flow (PEF)", das bei einer normalen Lungenuntersuchung gemacht wird. Dabei wird untersucht, inwiefern die Ausatmung eines Patienten eingeschränkt ist. Bei dieser Untersuchung versucht der Patient so viel Luft auf einmal wie möglich Auszuatmen. Dieser „PEF" ist abhängig vom Alter (Age), der Größe (Height) und dem Geschlecht (Men = Männer, Women = Frauen) der Person.

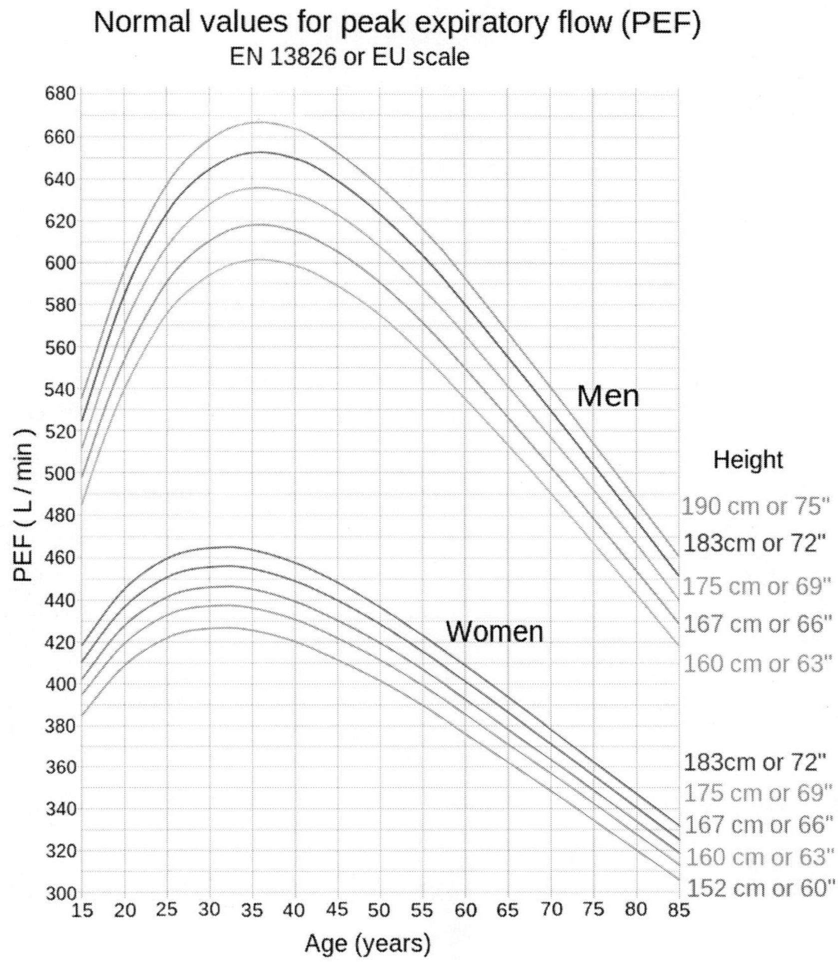

Quelle: Wikipedia, Spirometry, https://en.wikipedia.org/wiki/Spirometry, 2.1.2017

Prüfen Sie die folgenden Aussagen:

I. Bei gleichem Alter gilt: Je größer die zu untersuchende Person ist, desto größer ist auch der Normwert des „PEF". (keine Normwerte angegeben)
II. Im Alter von etwa 35 Jahren ist bei den Männern der „PEF" am größten.
III. Die Unterschiede zwischen den verschiedenen „PEFs" aufgrund des Alters sind im dargestellten Bereich größer als die Unterschiede aufgrund der Größe.

Welche der Aussagen lässt bzw. lassen sich aus diesen Informationen ableiten?

(A) Nur Aussage I ist ableitbar.
(B) Nur Aussage II ist ableitbar.
(C) Nur die Aussagen I und III sind ableitbar.
(D) Nur die Aussagen II und III sind ableitbar.
(E) Alle drei Aussagen sind ableitbar.

16) Protease-Inhibitoren werden gegen Retroviren, wie z.B. das HI-Virus eingesetzt. Sie verhindern, dass sich das Virus in den Zellen des Menschen replizieren kann und schränkt somit seine Ausbreitung ein. Dies hat zur Folge, dass nach einer Infektion die Krankheit AIDS deutlich verzögert ausbricht. Diese Protease-Inhibitoren wurden erstmals 1995 eingeführt. In dem folgenden Diagramm sind die Zahlen der AIDS Diagnosen und Verstorbenen (Skala links), sowie die Zahl der HIV- und der AIDS-Infizierten (Skala rechts) dargestellt.

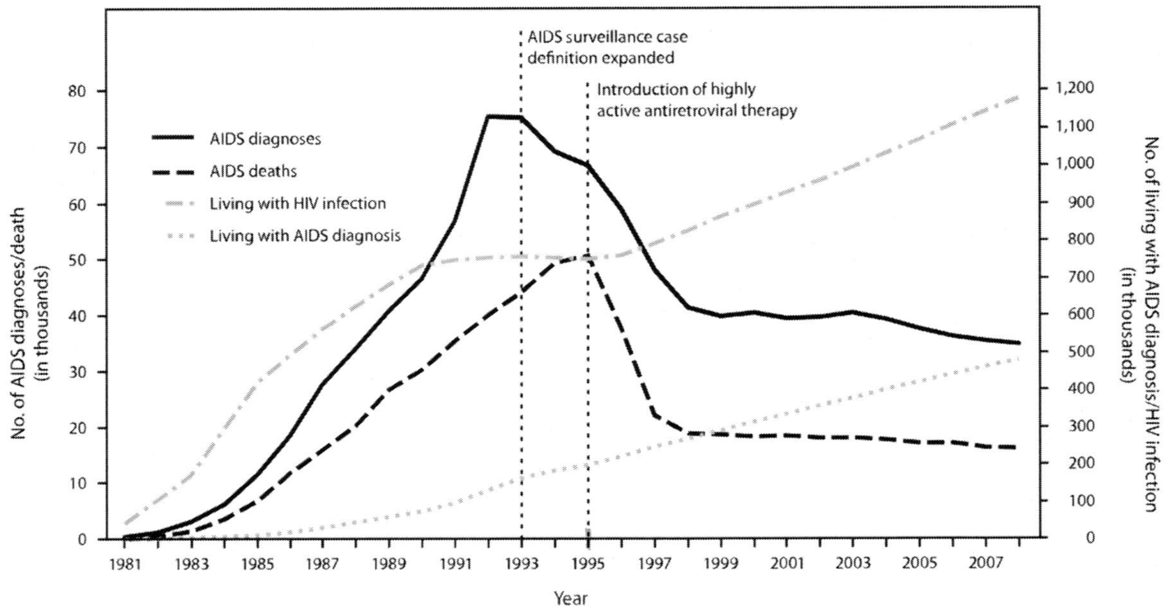

Quelle: Wikipedia, Protease inhibitor, https://en.wikipedia.org/wiki/Protease_inhibitor_(pharmacology), 3.1.2017

Welche Aussage lässt sich nicht aus diesen Informationen ableiten?

(A) Durch die Einführung der Medikamente sind erstmals weniger Menschen an AIDS gestorben, als Menschen, die mit dieser Krankheit leben.
(B) Ab 1995 wird trotz Einführung der Protease-Inhibitoren das Verhältnis der Personen mit AIDS Diagnose zu den Personen mit einer HIV-Infektion immer größer.
(C) Seit der Medikamenteneinführung ist die Zahl der AIDS Diagnosen stetig rückläufig.
(D) Anhand der Grafik lässt sich keine Aussage über die Neudiagnosen der Infektionen mit dem HI-Virus machen.
(E) Liegt das Verhältnis von an AIDS Gestorbenen zur Zahl der AIDS Diagnosen 1995 noch bei ungefähr 70%, sinkt es nach der Einführung der Medikamente auf etwa 50% ab.

17) Die folgende Grafik zeigt die Antigene und Antikörper, die im Blut bei einer chronischen Hepatitis B Infektion nachweisbar sind. Antigene sind vom Hepatitis-Virus exprimierte Substanzen, die vom körperlichen Immunsystem (den Antikörpern) erkannt werden und gut zu diagnostischen Zwecken verwendet werden können. HB steht in dem Fall für Hepatitis B, Ag für Antigen, anti für Antikörper und zusätzliche Buchstaben zur Differenzierung.

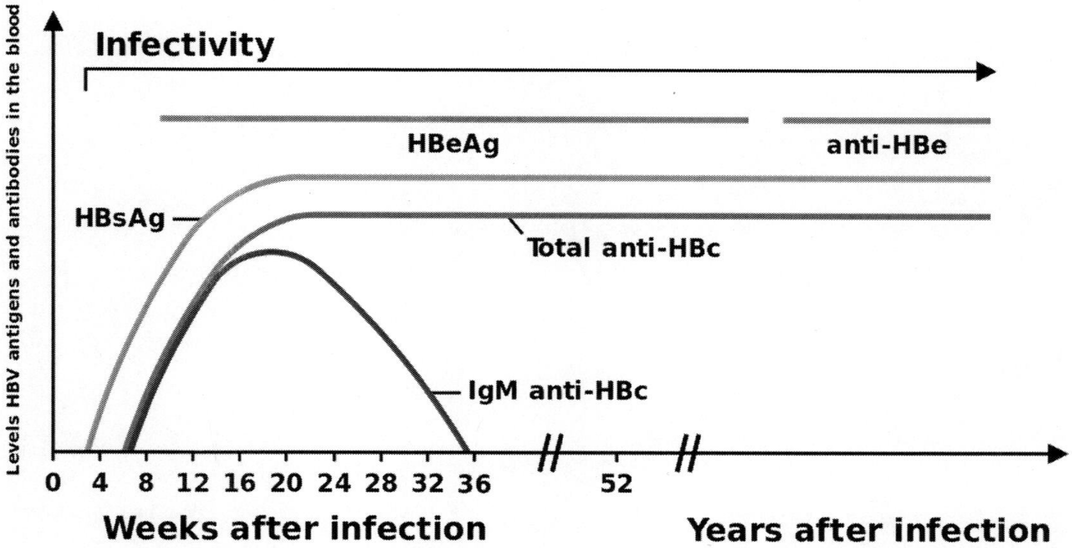

Quelle: Wikipedia, Hepatitis B, https://en.wikipedia.org/wiki/Hepatitis_B, 3.2.2017

Welche Aussage lässt sich aus diesen Informationen ableiten?

(A) Nach einer Hepatitis B Infektion benötigt es sehr lange Zeit, bis keine Antigene mehr im Blut nachgewiesen werden können.
(B) Ab der 14. Woche kommt es neben IgM anti-HBc zur Bildung weiterer anti-HBc Antikörper.
(C) Der Nachweis von Antikörpern ermöglicht die früheste Diagnose von Hepatitis B Infektionen.
(D) 36 Wochen nach der Infektion lassen sich keine anti-HBc Antikörper mehr im Blut nachweisen.
(E) Das Gesamtlevel an Antigenen bleibt im dargestellten Zeitraum größer als das Gesamtlevel der Antikörper.

18) Das Blutserum eines Menschen enthält man, indem man aus geronnenem Blut die zellulären Bestandteile durch Zentrifugieren entfernt. Die dabei verbleibenden Proteine sind in den folgenden beiden Diagrammen anhand ihrer Konzentrationen dargestellt. Albumin dient dem Stofftransport und als Eiweißreserve, die alfa-1,2 und beta-Globuline dienen dem Eisen, Kupfer-, und Lipidtransport. Die gamma-Globuline enthalten die Antikörper zur Immunabwehr. Bei Grafik 1 ist der Normalzustand dargestellt, bei Grafik 2 ist der Zustand bei einem Multiplen Myelom (Tumorerkrankung) dargestellt.

Grafik 1:

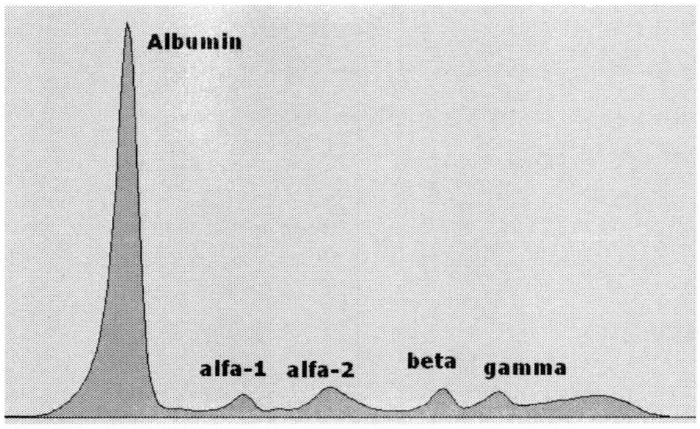

Quelle: Wikipedia, Serum protein electrophoresis, https://en.wikipedia.org/wiki/Serum_protein_electrophoresis, 3.1. 2017

Grafik 2:

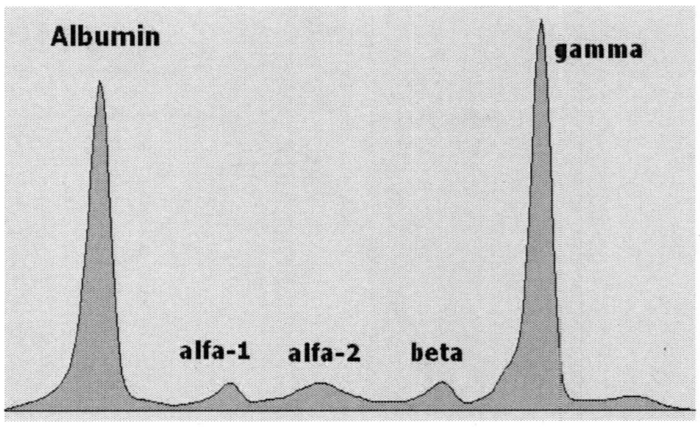

Quelle: Wikipedia, Multiple myeloma, https://en.wikipedia.org/wiki/Multiple_myeloma, 3.1.2017

Prüfen Sie die folgenden Aussagen:

I. Durch den Tumor kommt es zu einer Erhöhung der Gesamtkonzentration an Globulinen.
II. Der Tumor führt zu einer Hemmung der Synthese von Albumin.
III. Die Folge des Multiplen Myoloms ist eine erhöhte Antikörperkonzentration und eine niedrigere Albuminkonzentration.

Welche der folgenden Aussagen lässt bzw. lassen sich aus diesen Informationen ableiten?

(A) Nur Aussage I ist ableitbar.
(B) Nur Aussage II ist ableitbar.
(C) Nur die Aussagen I und III sind ableitbar.
(D) Nur die Aussagen II und III sind ableitbar.
(E) Alle drei Aussagen sind ableitbar.

19) In der folgenden Abbildung sieht man graphisch die Gesundheitsausgaben verschiedener Länder pro Kopf in US-$ im Verlauf der Jahre bis 2005. Zusätzlich sind die Anteile der Gesundheitsausgaben am gesamten Bruttoinlandsprodukt im Jahr 2013 der zehn Länder mit den höchsten Pro-Kopf-Ausgaben in absteigender Reihenfolge dargestellt.

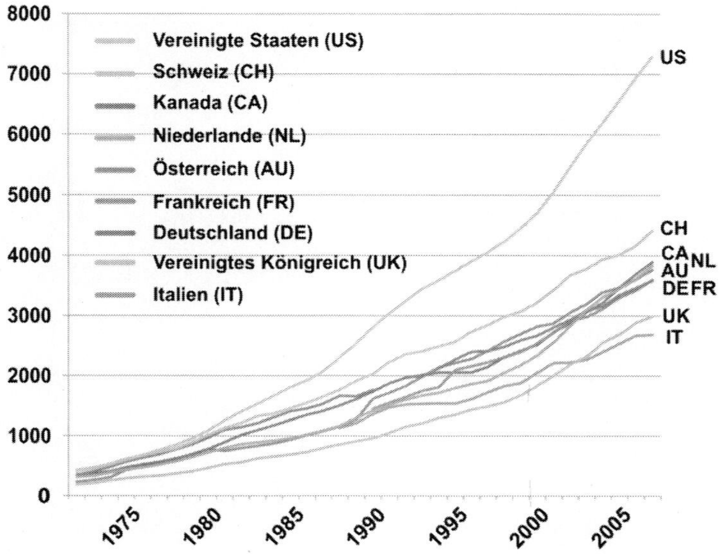

Land	Anteil am Bruttoinlandsprodukt im Jahr 2013
USA	16,4 %
Schweiz	11,1 %
Niederlande	11,1 %
Schweden	11 %
Deutschland	11 %
Österreich	10,1 %
Dänemark	9,7 %
Kanada	10,2 %
Belgien	10,2 %
Frankreich	10,9 %
Neuseeland	9,5 %

Quelle: Wikipedia, Gesundheitssystem, https://de.wikipedia.org/wiki/Gesundheitssystem, 3.1.2017

Welche Aussage lässt sich aus diesen Informationen ableiten?

(A) Im Zeitraum von 1975 bis 2005 war der Anteil der Gesundheitsausgaben am Bruttoinlandsprodukt in den USA am größten.

(B) Die Schweiz hat in Europa die höchsten Gesundheitsausgaben insgesamt.

(C) Im Jahr 2000 waren die Ausgaben pro Kopf für Gesundheit in Italien etwa halb so hoch wie in den USA.

(D) Die USA ist das Land mit dem höchsten Bruttoinlandsprodukt pro Kopf im Jahr 2013.

(E) Dänemark hat höhere Gesundheitsausgaben pro Kopf als Kanada.

20) Flüssigkeiten zeigen verschiedene Eigenschaften in Bezug auf ihre Viskosität. Außerdem wird die Viskosität unterschiedlich durch die (Scher-)Geschwindigkeit beeinflusst. In der folgenden Grafik ist die Abhängigkeit der Viskosität von der Geschwindigkeit dargestellt. Blut hat die Eigenschaft, bei niedrigen Geschwindigkeiten eine hohe Viskosität zu haben, während es sich bei hohen Geschwindigkeiten einer konstanten Viskosität annähert.

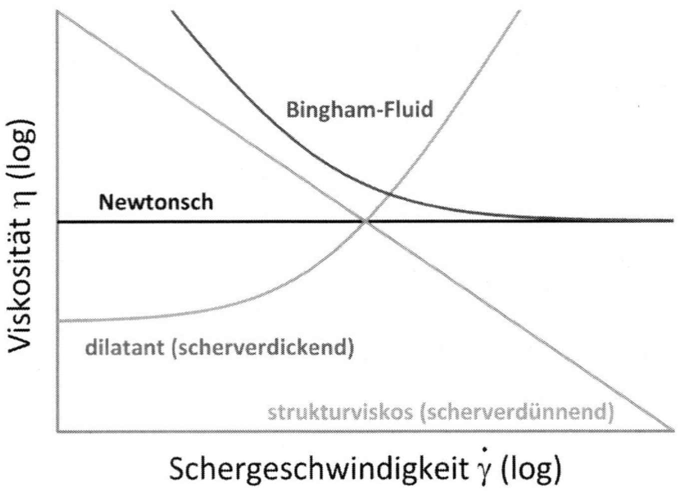

Quelle: Wikipedia, Strukturvikosität, https://de.wikipedia.org/wiki/Strukturviskosität, 3.1.2017

Welche der dargestellten Graphen ist Blut am ehesten zuzuordnen?

(A) Newtonsch
(B) Bingham-Fluid
(C) Dilatant
(D) Strukturviskos
(E) Keine der Gezeigten

21) Bei einer akuten sportlichen Belastung nimmt der Körper den zusätzlich benötigten Sauerstoff nicht sofort auf, sondern passt die Aufnahme im Verlauf kurzer Zeit an den erhöhten Verbrauch durch die Muskulatur bei Arbeit an. Dadurch entsteht ein gewisses Sauerstoffdefizit, auch Sauerstoffschuld genannt. Die Phase, bei der die Sauerstoffaufnahme an die körperliche Arbeit angepasst ist, nennt man dann steady state. Nach Ende der Belastung bleibt dann die Sauerstoffaufnahme noch kurzzeitig erhöht, um dann die Sauerstoffschuld wieder auszugleichen (EPOC). Dies ist in dem folgenden Diagramm anhand der Sauerstoffaufnahme im Verlauf der Zeit dargestellt.

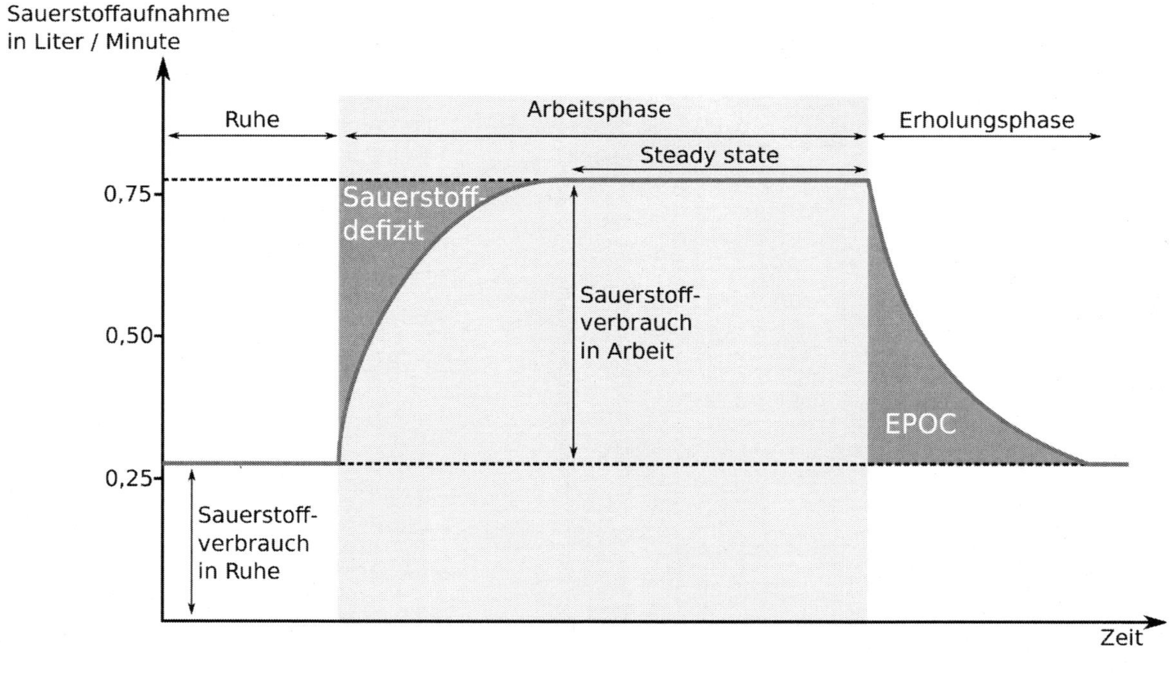

Quelle: Wikipedia, EPOC, https://de.wikipedia.org/wiki/EPOC_(Sportwissenschaft), 3.1.2017

Welche Aussage lässt sich nicht aus diesen Informationen ableiten?

(A) Bei körperlicher Arbeit kann es zu einer Verdreifachung der Sauerstoffaufnahme kommen.
(B) Je länger die Arbeitsphase ist, desto später wird die Sauerstoffschuld ausgeglichen.
(C) Die Anpassung der Sauerstoffaufnahme an körperliche Arbeit beginnt sehr schnell und wird dann langsamer.
(D) Das Sauerstoffdefizit ist unabhängig von dem benötigten Sauerstoff in der Arbeitsphase immer in etwa gleich groß.
(E) In Ruhe verbraucht der Mensch etwa 15-20 Liter Sauerstoff pro Stunde.

22) In der folgenden Tabelle sind die Investitionen (in Mio.) verschiedener Institutionen in die Forschung für die Jahre von 2000 bis 2014 dargestellt. Zu den Hochschulen gehören die Universitäten und die Fachhochschulen, die eigene Mittel in die Forschung stecken. Zu den privaten Institutionen zählen Stiftungen, wie z.B. das Max-Planck-Institut, die ohne Gewinne zu erzielen Gelder in Forschungsprojekte investieren. Bei der wirtschaftlichen Forschung steht das Erzielen von Gewinnen durch die Forschungsprojekte im Vordergrund.

Berichtsjahr	Staat und private Institutionen ohne Erwerbszweck[1]	Hochschulen	Wirtschaft	Insgesamt
2000	6 873	8 352	35 600	50 825
2005	7 867	9 361	38 651	55 879
2006	8 156	9 663	41 148	58 967
2007	8 540	9 927	43 034	61 501
2008	9 346	11 175	46 073	66 594
2009	9 932	11 871	45 275	67 078
2010	10 354	12 731	46 929	70 014
2011	10 974	13 518	51 077	75 569
2012	11 341	13 980	53 790	79 110
2013	11 862	14 302	53 566	79 729
2014[2]	12 320	14 930	56 996	84 246

Quelle: Statistisches Bundesamt, Forschung und Entwicklung, https://www.destatis.de/DE/ZahlenFakten/GesellschaftStaat/BildungForschungKultur/ForschungEntwicklung/Tabellen/ForschungEntwicklungSektoren.html, 3.1.2017

Prüfen Sie die folgenden Aussagen:

I. Im untersuchten Zeitraum ist der relative Zuwachs der wirtschaftlichen Forschungsgelder am größten.
II. Der größte absolute Zuwachs der gesamten Forschungsgelder fand von 2007 zu 2008 statt.
III. Im dargestellten Zeitraum kam es jeweils nur einmal bei den verschiedenen Institutionen zu einem Rückgang der Investitionen.

Welche der Aussagen lässt bzw. lassen sich aus diesen Informationen ableiten?

(A) Nur Aussage I ist ableitbar.
(B) Nur Aussage II ist ableitbar.
(C) Nur die Aussagen I und III sind ableitbar.
(D) Nur die Aussagen II und III sind ableitbar.
(E) Keine der Aussagen ist ableitbar.

23) In einem Tierversuch mit vier Hunden (zwei Nieren pro Hund) wurde die Nierendurchblutung (Abszisse) in Abhängigkeit des arteriellen Blutdruckes (Ordinate) bestimmt (linke Diagramm-Hälfte), jeder Graph steht dabei für eine Niere. Danach wurde den Hunden Kaliumzyanid (Zyankali) verabreicht und die Nierendurchblutung in Abhängigkeit vom arteriellen Blutdruck erneut bestimmt (rechte Diagramm-Hälfte); A1 und A2 sowie B1 und B2 zeigen jeweils ein Nierenpaar desselben Hundes. Die nicht-durchgängige Linie zeigt den Blutfluss bei einer nicht mehr funktionstüchtigen Hunde-Niere.

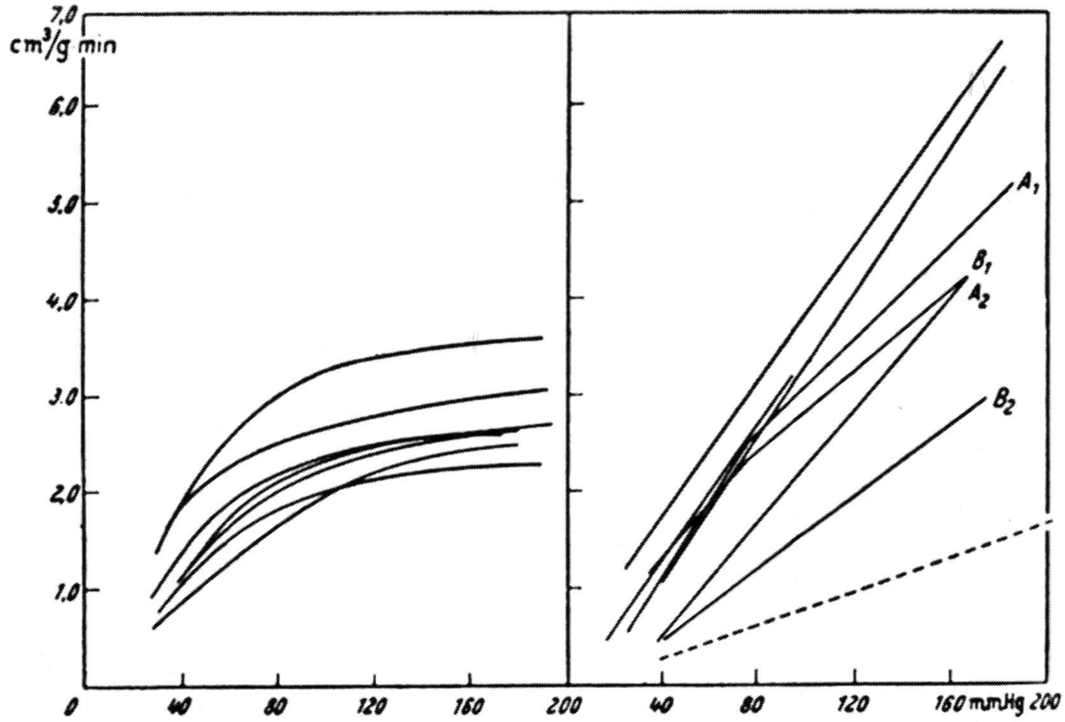

Welche der folgenden Aussagen lässt sich diesen Angaben zu Folge für die untersuchten Hunde nicht herleiten?

(A) Das Zyankali scheint nicht denselben Effekt auf die Durchblutung beider Nieren desselben Hundes zu haben.

(B) Die Nierendurchblutung nach Zyankali-Gabe verhält sich in diesem Versuch bei gewissen Versuchstieren proportional zum arteriellen Blutdruck, dies im Gegensatz zur Nierendurchblutung ohne Zyankali.

(C) Die Änderung der Durchblutung von Hundenieren ist vor Zyankaligabe geringer ausgeprägt bei Blutdrücken zwischen etwa 120 bis 180 mmHg im Vergleich zu Blutdrücken zwischen 40 und 80 mmHg.

(D) Bei einem arteriellen Blutdruck von über 200 mmHg werden Nieren normalerweise noch durchblutet, es wurden bei den Hunden lediglich keine solch hohen Drücke gemessen.

(E) Eine Durchblutungsregulation der Nieren ist nach Zyankali-Gabe noch intakt.

24) Viele Medikamente werden über die Nieren ausgeschieden. Als Maß für die Nierenfunktion wird dabei häufig die sogenannte Creatinin Clearance verwendet. Sie gibt Auskunft über die Menge an Blut, die beide Nieren pro Minute von Abfallstoffen (wie Medikamente) reinigen können. Im Verlauf des Älterwerdens nehmen die Nierenfunktion und damit die Creatinin Clearance ab. Unterschreitet sie einen gewissen Wert, werden Medikamente, die regelrecht über die Nieren ausgeschieden werden, nicht mehr genügend aus dem Blut gefiltert, was zu einer Anreicherung toxischer Abbaustoffe des Medikamentes im Körper führt. Im Folgenden sind 8 Medikamente graphisch dargestellt (Abszisse) mit ihrem Zusammenhang zur Creatinin Clearance in ml/min (Ordinate). Für jedes dieser Medikamente wurde in einer gleich großen Patientengruppe die Creatinin Clearance eines jeden Patienten gemessen und untersucht, ob das Medikament bereits toxische Wirkungen zeigt. Die Gruppen weisen gleiche Merkmale auf, so dass sich die Ergebnisse vergleichen lassen. Die grauen Balken stehen für die Patienten, bei denen das Medikament keine toxische Wirkung zeigte. Die weißen Balken für diejenigen mit toxischen Wirkungen. Die Längenausdehnung der Balken ergibt sich aus den Schwankungen zwischen den Creatinin Clearances bei verschiedenen Testpersonen innerhalb einer Gruppe, die horizontale Linie innerhalb des Balkens gibt den Mittelwert der Creatinin Clearance pro toxischer/nicht-toxischer Gruppe an.

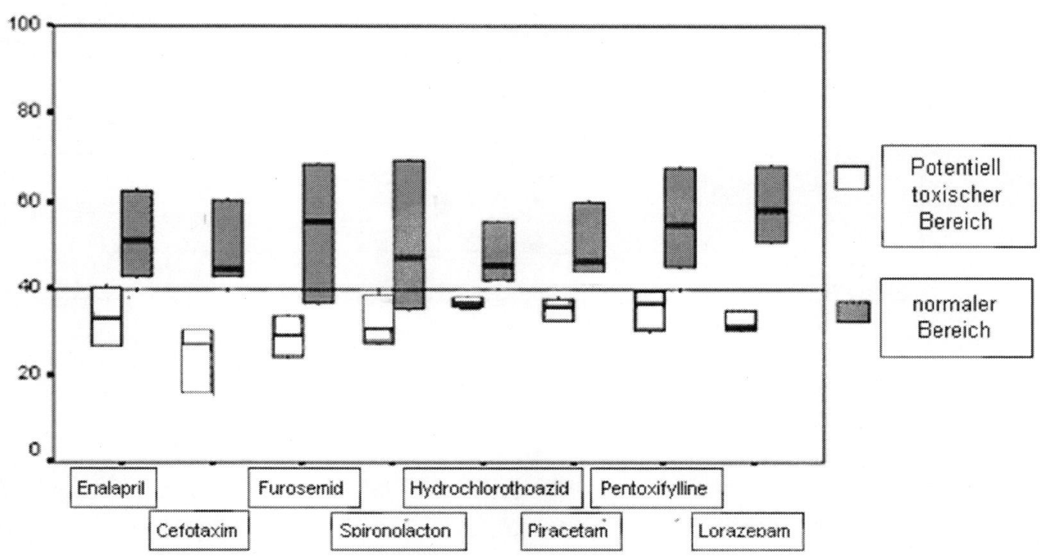

Welche der folgenden Aussagen lässt sich diesen Angaben zu Folge nicht herleiten?

(A) Cefotaxim scheint von diesen 8 Medikamenten im Mittel am sichersten bezüglich Creatinin Clearance.

(B) Die Toxizität von Spironolacton hängt nicht nur von der Creatinin Clearance ab.

(C) Eine Creatinin Clearance von 40 ml/min scheint für die 8 Medikamente zusammengenommen ungefähr der Grenzwert zur Unterscheidung zwischen toxischer und nicht-toxischer Wirkung zu sein.

(D) In der nicht-toxischen Gruppe der Cefotaxim-Patienten hatten die Patienten durchschnittlich eine tiefere Creatinin Clearance als die Enalapril-Patienten der nicht-toxischen Gruppe.

(E) Furosemid war bei mehr Patienten nicht-toxisch als toxisch.

2. Test

Mit dieser Aufgabengruppe wird die Fähigkeit geprüft, Diagramme und Tabellen richtig zu analysieren und zu interpretieren. Suchen Sie jeweils unter den Lösungsvorschlägen die richtige Antwort auf die gestellte Frage aus, und markieren Sie diese auf dem Antwortbogen. Zur Beantwortung sollen ausschließlich die in der Aufgabe dargebotenen Informationen herangezogen werden.

Markieren Sie auf Ihrem Antwortbogen für jede Aufgabe die richtige Antwort.

Zur Bearbeitung der folgenden **24 Aufgaben** stehen **60 Minuten** zur Verfügung.

25) Zusammengenommene Häufigkeit des chronischen Nierenversagen (chronic renal failure) bei Patienten, die ein Nicht-Nieren-Organtransplantat erhielten (Intestine: Darm, Liver: Leber, Lunge: Lunge; Heart: Herz, Heart-lung: Herz und Lunge) im Verlauf (Abszisse, in Monaten). Die Häufigkeit ist angegeben durch die Inzidenz (= Anzahl Neuerkrankungen pro Jahr pro 100'000 Menschen).

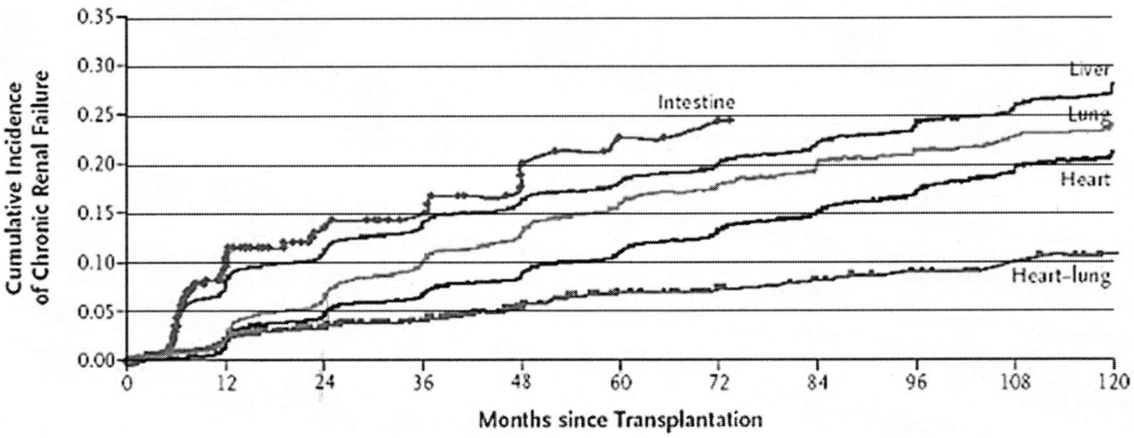

Welche der folgenden Aussagen lässt sich aus diesen Angaben nicht ableiten?

(A) Patienten, die unter den erwähnten Transplantaten eine Darmtransplantation erhalten, haben nach 6 Jahren das größte Risiko, an einem chronischen Nierenversagen zu erkranken.

(B) Hätten sämtliche Schweizer eine Herz-Lungen-Transplantation (Bevölkerung: 7 Mio.) erhalten, bekämen nach 10 Jahren 7 davon ein chronisches Nierenversagen pro Jahr.

(C) Nach 8 Jahren hat die Lebertransplantation die schlechteste Lebenserwartung unter den erwähnten Transplantaten.

(D) Innerhalb der ersten 12 Monate bleiben Lungen, Herz- sowie Herz-Lungen-Transplantierte mehr oder weniger verschont von chronischem Nierenversagen.

(E) Nach 2 Jahren bekommen 0,5 Patienten mit einer Herztransplantation von 1'000'000 ein chronisches Nierenversagen pro Jahr.

26) Beim Hepatorenalen Syndrom kommt es zu einer massiven Zunahme des Gefäßwiderstandes in der Niere (renaler Gefäßwiderstand) und in Folge dessen zu einem erniedrigten Gesamtgefäßwiderstand im Körper (systemischer Gefäßwiderstand). Beides wirkt sich schlecht auf den Blutdruck aus. Durch das Medikament Omnipressin lässt sich der renale Gefäßwiderstand senken, was sich auch positiv auf den systemischen Widerstand auswirkt, dies ist im oberen Diagramm dargestellt (Pro Patient ein Graph). Im unteren Diagramm sind die Noradrenalin- und Renin-Konzentrationen im Blut bei Patienten mit dem hepatorenalen Syndrom dargestellt (weiß: vor Omnipressin-Gabe, schraffiert: 4 Stunden nach Gabe von Omnipressin, schwarz: gesunde Kontrollen).

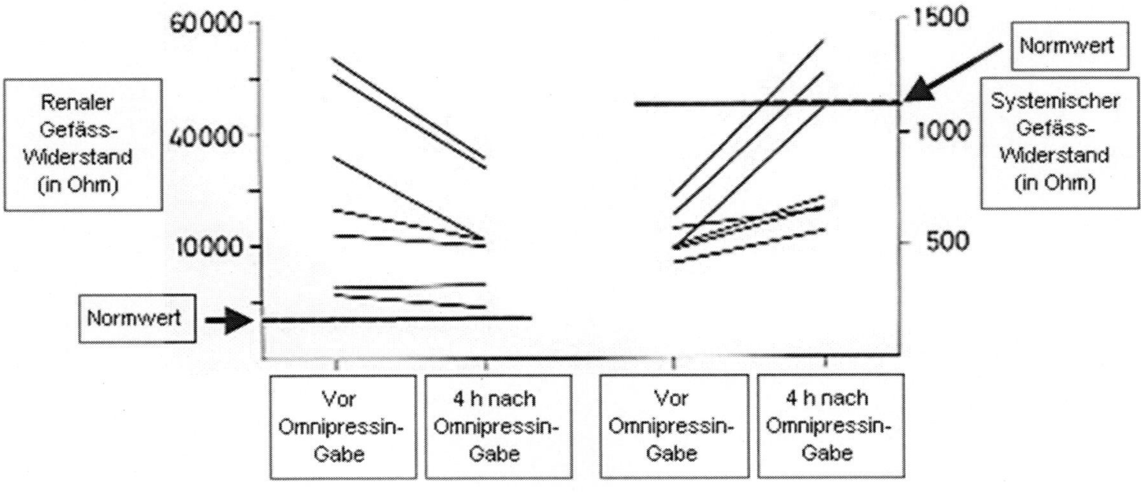

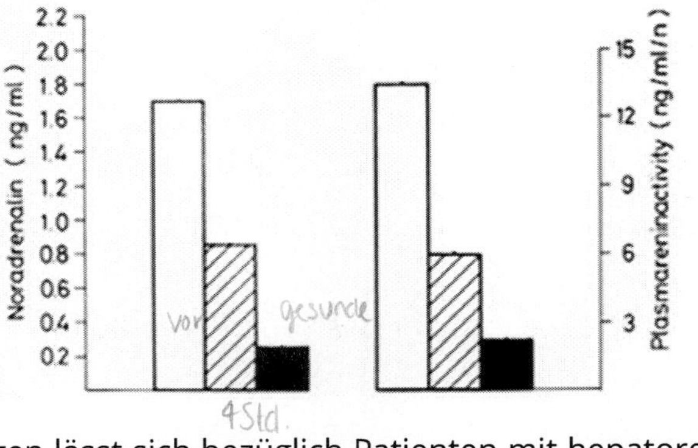

Welche der folgenden Aussagen lässt sich bezüglich Patienten mit hepatorenalem Syndrom aus diesen Angaben ableiten?

(A) 4 Stunden nach Omnipressin-Gabe hat der durchschnittliche renale Gefäßwiderstand abgenommen sowie der durchschnittliche systemische Gesamtwiderstand den Normwert erreicht.

(B) Der relative Effekt des Omnipressins ist bei Noradrenalin und Renin im Blut ungefähr gleich ausgeprägt.

(C) Gesunde Kontrollen haben in etwa dieselbe Konzentration an Renin und Noradrenalin im Blut.

(D) Alle in die Studie eingeschlossenen Patienten haben bezüglich des renalen Gefäßwiderstandes profitiert.

(E) Durch stark erhöhte Gaben von Omnipressin lässt sich der renale Gefäßwiderstand normalisieren.

27) Im Folgenden sehen Sie eine Sterbetafel aus den drei Jahrpaaren 2003/2005, 2004/2006 und 2005/2007 aus Deutschland. Die eingefügten Zahlen geben die Anzahl Lebensjahre, die einem bestimmten Alter statistisch noch zu Gute kommen sollten (Ablesebeispiel: In den Jahren 2004/2006 beläuft sich die Lebenserwartung von 60-jährigen Männern statistisch auf weitere 20.58 Jahre). Zudem sind noch die Zahlen für die im 1. Lebensjahr Gestorbene pro 1'000 Lebendgeborene integriert.

Sterbetafel			2003/2005	2004/2006	2005/2007
Alter 0	Männer	Jahre	76,21	76,64	76,89
	Frauen	Jahre	81,78	82,08	82,25
Alter 20	Männer	Jahre	56,85	57,24	57,49
	Frauen	Jahre	62,28	62,56	62,72
Alter 40	Männer	Jahre	37,63	37,98	38,20
	Frauen	Jahre	42,66	42,92	43,08
Alter 60	Männer	Jahre	20,27	20,58	20,75
	Frauen	Jahre	24,25	24,49	24,61
Alter 65	Männer	Jahre	16,47	16,77	16,93
	Frauen	Jahre	19,94	20,18	20,31
Alter 80	Männer	Jahre	7,35	7,51	7,56
	Frauen	Jahre	8,72	8,87	8,92
Im 1. Lebensjahr Gestorbene					
je 1 000 Lebendgeborene			2005	2006	2007
			3,9	3,8	3,9

Welche der folgenden Aussagen lässt sich nicht aus dieser Lebenserwartungstafel ableiten?

(A) Die Lebenserwartung der Frauen ist höher als die der Männer.

(B) Die Lebenserwartung hat von 2003 bis 2007 durchschnittlich zugenommen für Männer und für Frauen.

(C) Sämtliche übrigen Lebensjahre von Frauen 2003/2005 sind höher als sämtliche übrigen Lebensjahre von Männern 2005/2007.

(D) Die absolute Anzahl der im 1. Lebensjahr Gestorbenen verhält sich zwischen 2005 und 2007 konstant.

(E) Die durchschnittliche Lebenserwartung von neugeborenen Mädchen 2005/2007 ist ungefähr 11-mal höher als die durchschnittliche Lebenserwartung von 80-jährigen Männern 2004/2006.

28) Im Folgenden abgebildet sehen Sie eine Sterbetafel aus Malaysia aus dem Jahre 2007. Ein Ablesebeispiel: von 100'000 Lebendgeborenen vollenden 70'833 das 70. Lebensjahr. Die Sterbewahrscheinlichkeit berechnet sich durch Anzahl aller Gestorbenen pro Altersintervall dividiert durch die Anzahl der Überlebenden zu Beginn des Altersintervalls.

Alter	Anzahl Überlebender zu Beginn des Altersintervalls	Anzahl Verstorbener im Altersintervall	insgesamt lebende Personen bis einschließlich des Altersintervalls	Verbleibende Lebensjahre (fernere Lebenerwartung)
<1	100.000	1.190	98.901	69,38
1-5	98.810	337	394.437	69,22
5-10	98.473	233	491.782	65,45
10-15	98.240	265	490.536	60,60
....	....	....	....	....
65-70	70.833	11.368	325.743	13,1
70-75	59.464	15.319	259.024	10,13
75-80	44.145	15.167	182.808	7,78
80+	28.978	28.978	160.428	5,54

Welche Aussage lässt sich aus diesen Informationen ableiten?

(A) Die Sterbewahrscheinlichkeit der 70 – 75-Jährigen ist ungefähr 25-mal höher als die Sterbewahrscheinlichkeit der unter 1-Jährigen.

(B) Die Sterbewahrscheinlichkeit der über 80-Jährigen beträgt etwas weniger als 100%.

(C) Der Graph der insgesamt lebenden Personen würde in einem klassischen kartesischen Koordinatensystem einen linearen Verlauf nehmen, wenn auf der Abszisse das Altersintervall und auf der Ordinate die Anzahl der insgesamt lebenden Personen aufgetragen würde.

(D) Für die abgebildeten Lebensintervalle nehmen die verbleibenden Lebensjahre zu mit zunehmendem Altersintervall.

(E) Bis zum 80. Lebensjahr sind mehr als 3/5 der beobachteten Personen verstorben.

29) Im Folgenden siehst Du einen Ausschnitt aus der Sterbetafel aus der DDR von den Jahren 1955 – 1958. Ein Ablesebeispiel: Von 100'000 Lebendgeborenen Frauen haben 89'189 das 50. Altersjahr erreicht. Oder: Alle 42-jährigen männlichen Personen zusammengenommen hatten statistisch noch 2'730'527 Jahre zu leben. Die Sterbenswahrscheinlichkeit ergibt sich aus allen Gestorbenen pro Altersjahr geteilt durch alle Überlebenden pro Altersjahr.

Vollendetes Alter	Männliche Personen			Weibliche Personen		
	Von 100 000 gleichzeitig Lebendgeborenen Überlebende	Sterbenswahrscheinlichkeit	Lebenserwartung Jahre aller Überlebenden	Von 100 000 gleichzeitig Lebendgeborenen Überlebende	Sterbenswahrscheinlichkeit	Lebenserwartung Jahre aller Überlebenden
41	89251	0,003222	2819634	91954	0,002609	3198828
42	88963	0,003312	2730527	91714	0,002753	3106994
43	88663	0,003517	2641711	91462	0,002904	3015406
44	88357	0,003846	2553198	91196	0,003054	2924077
45	88017	0,004242	2465011	90918	0,003228	2833020
46	87644	0,004661	2377180	90624	0,003474	2742249
47	87235	0,005033	2289740	90309	0,003804	2651782
48	86796	0,005505	2202724	89966	0,004174	2561644
49	86318	0,006256	2116167	89590	0,004478	2471866
50	85778	0,007053	2030119	89189	0,004824	2382476
51	85173	0,007911	1944643	88759	0,005159	2293502
52	84499	0,008787	1859807	88301	0,005522	2204972

Welche der folgenden Feststellungen lässt sich aus dieser Sterbenstafel ableiten?

(A) Bei Annahme, dass die Wahrscheinlichkeit aus der Population der 41 – 52-jährigen der DDR damals zufälligerweise eine Person weiblichen Geschlechts stichprobenmäßig zu ziehen 50% betrage, hatte eine einzelne Frau durchschnittlich eine höhere Lebenserwartung als ein Mann.

(B) Von 100'000 Lebendgeborenen Männern sind ungefähr doppelt so viele bis zum 49. Altersjahr gestorben wie Frauen bis zum 45. Altersjahr.

(C) Bei genauer Betrachtung nimmt die Sterbenswahrscheinlichkeit nicht mit jedem Lebensjahr zu.

(D) Über 90% aller lebendgeborenen weiblichen Personen erreichen das 49. Altersjahr.

(E) Es werden gleich viele männliche Lebendgeborene wie weibliche Lebendgeborene auf die Welt gebracht; Unterschiede im prozentualen Anteil des jeweiligen Geschlechts an der Gesamtbevölkerung ergeben sich erst durch die geringere Sterblichkeit der Frauen.

30) Enzyme sind Katalysatoren: Sie ermöglichen die Beschleunigung von chemischen Reaktionen im menschlichen Körper und bilden so die Grundlage für den gesamten Stoffwechsel des Menschen. Ein Beispiel für eine chemische Reaktion könnte folgendermaßen aussehen: A → B

Wie viel A ein Enzym pro Zeit zu B verarbeiten kann (= Enzymgeschwindigkeit v), wird mit der Michaelis-Menten-Gleichung mathematisch beschrieben. Dabei haben die Enzyme keine unbeschränkte Kapazität, d.h. bei einem massiven Anfall von A kommen sie mit der Arbeit der Umwandlung zu B nicht nach.

$$\frac{\text{Umwandlung von A zu B}}{\text{Zeit}} = v = \frac{v_{maximal} *[A]}{K+[A]}$$

Wobei:

- v = Enzymgeschwindigkeit (wie viel A pro Zeit zu B umgewandelt wird)
- $v_{maximal}$ = wie viel A das Enzym maximal pro Zeit zu B umwandeln kann (>1)
- [A] = Konzentration von A
- K = Michaelis-Menten-Konstante (wird hier der Einfachheit halber als 1 angenommen)

Welche der folgenden Graphen stellt diese Gleichung am besten dar (zunehmende Werte in Richtung des Achsenpfeils)?

(A)

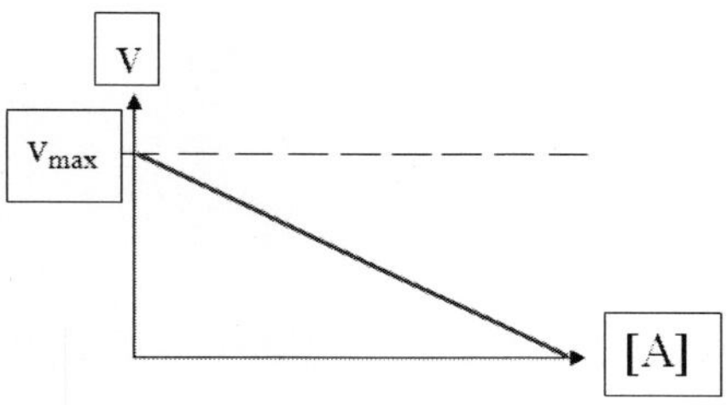

(B)

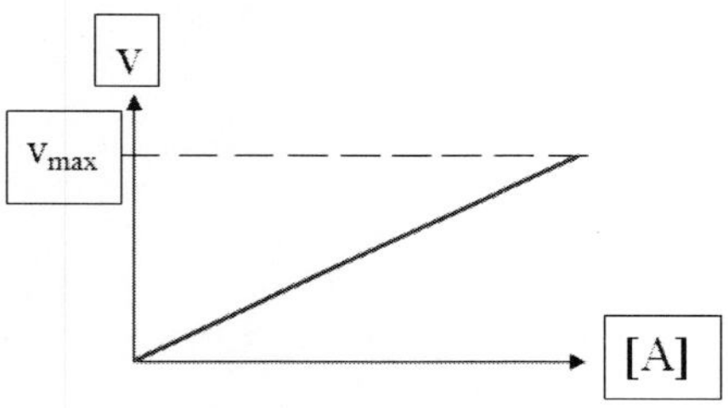

(C)

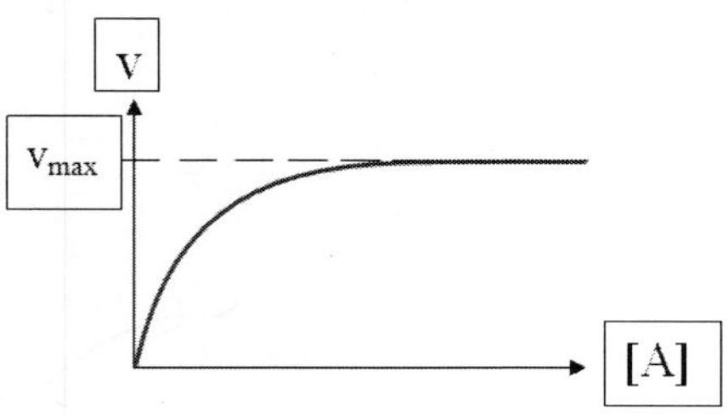

(D)

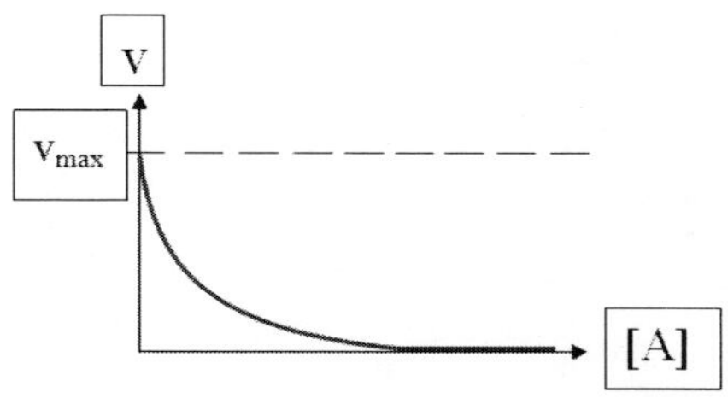

(E)

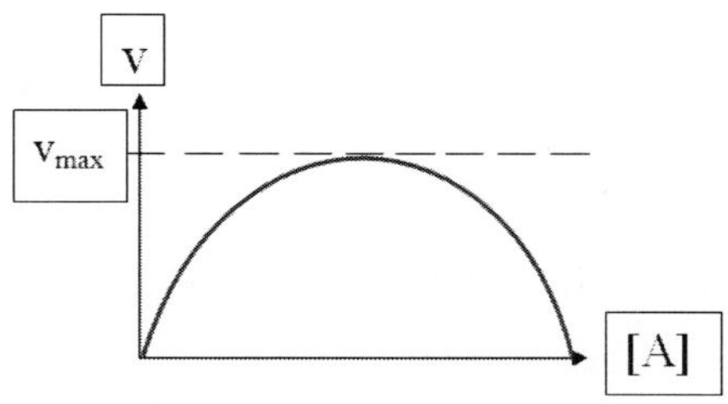

31) Drei Medikamente A, B und C werden vom Körper unterschiedlich aufgenommen und ausgeschieden und erreichen so unterschiedliche Konzentrationen im Blut (Ordinate: Blutkonzentration) mit der Zeit (Abszisse, t = 0 = Verabreichung einer Dosis x (gleich für alle 3 Medikamente), zwischen zwei Vertikalbalken vergehen jeweils 20 Minuten). Das Medikament muss eine minimale Konzentration im Blut erreichen, um seinen Effekt zu haben (therapeutic level), wird dieser Bereich stark überschritten kann es in den toxischen Bereich kommen (toxic level). Die Fläche die sich unter einem bestimmten Kurvenabschnitt befindet, bezeichnet die Bioverfügbarkeit pro Zeit.

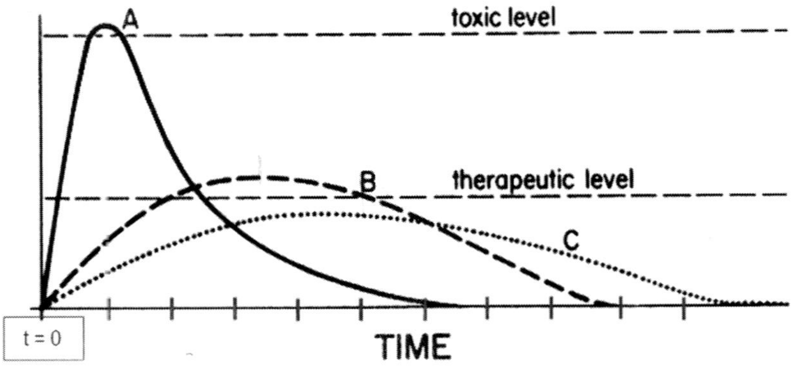

Welche Aussage lässt sich aus diesen Informationen ableiten?

(A) Diese drei Medikamente verfügen über sehr unterschiedliche Bioverfügbarkeiten.
(B) Das Medikament B eignet sich im klinischen Einsatz am besten.
(C) Das Medikament B benötigt die fünffache Zeit des Medikaments A bis zur Erreichung der maximalen Blutkonzentration.
(D) Das Medikament C wird von diesen 3 Medikamenten am schnellsten aufgenommen und ausgeschieden, da es die geringste Bioverfügbarkeit hat.
(E) C hat insgesamt die größere Bioverfügbarkeit als B.

32) Multiple Sklerose (MS) ist eine entzündliche Erkrankung des zentralen Nervensystems. Die Isolierscheiden der Nerven (Myelin) werden bei dieser Krankheit vom eigenen Immunsystem attackiert, was zu einer Abnahme der Nervenleitgeschwindigkeit (Conduction velocity) führt, was schlussendlich auch die meisten Symptome der Krankheit erklärt. Die Abnahme dieser Nervenleitgeschwindigkeit ist zudem abhängig von der Temperatur. Eine Studie zu MS hat den Effekt dieses sogenannten Uhthoff-Phänomens (das heißt die Tatsache, dass die Nervenleitgeschwindigkeit von der Umgebungstemperatur abhängt) untersucht in Patienten in unterschiedlichen MS-Stadien mit unterschiedlich fortgeschrittener Zerstörung des Myelins. Folgendes Diagramm stellt die Essenz der Studienergebnisse dar:

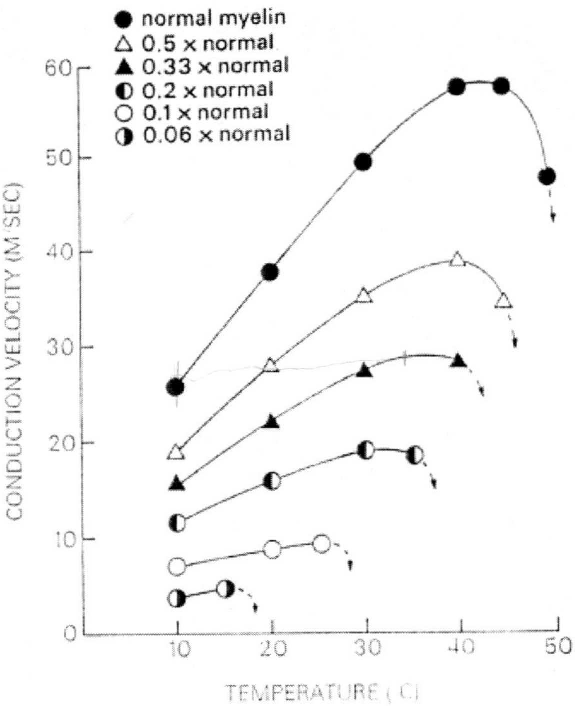

Beachte zudem: die menschliche Körpertemperatur beläuft sich auf ungefähr 37° Celsius.

Welche der folgenden Aussagen lässt sich aus diesen Angaben herleiten?

(A) Die Nervenleitgeschwindigkeit hat das maximale Potential, sich innerhalb eines Patienten etwas weniger als zu verdoppeln.

(B) Die Nervenleitgeschwindigkeit steigt mit zunehmender Körpertemperatur an.

(C) Ein Eisbad kann bei Patienten, die an fortgeschrittener multipler Sklerose leiden (90% oder mehr des normalen Myelinbestandes zerstört) zu einer Besserung der Symptomatik führen.

(D) Erst Patienten mit weniger als 20% des ursprünglichen Myelins sind beeinträchtigt bezüglich der Nervenleitgeschwindigkeit.

(E) MS-Patienten, bei denen 1/3 des Myelins zerstört ist, haben bei Körpertemperatur etwa die gleiche Nervenleitgeschwindigkeit wie gesunde Patienten bei 10° Celsius.

33) Die Symptomatik der Multiplen Sklerose (MS) erklärt sich durch die verringerte Nervenleitgeschwindigkeit (NLG) der Nerven in den Betroffenen. Die NLG kann zusätzlich durch die Umgebungstemperatur beeinflusst werden (dies wird als Uhthoff-Phänomen bezeichnet). In einer Studie wurden deshalb 7 Patienten mit MS rekrutiert, die eine bestimmte Strecke mit maximaler Geschwindigkeit gehen mussten, einmal unter normaler Körpertemperatur, dann mehrere Male mit veränderter (erhöhter oder verringerter) Umgebungs- und damit auch Körpertemperatur. Die Geschwindigkeit des Ganges wurde dabei jedes Mal gemessen und die relativen Änderungen auf die Ordinate eines Koordinatensystems aufgetragen (Walking velocity). Auf die Abszisse trug man die relative Temperaturänderung von warm nach kalt auf (change from warm to cold in %). Aus diesen Datenpunkten fügte man die am besten passende Gerade hinein, die uns den Zusammenhang optisch angenehmer zeigt. Die weißen Datenpunkte sind die Wertpaare bei Körpertemperatur, die schwarzen Datenpunkte sind die Wertepaare bei veränderter Umgebungs- und damit Körpertemperatur.

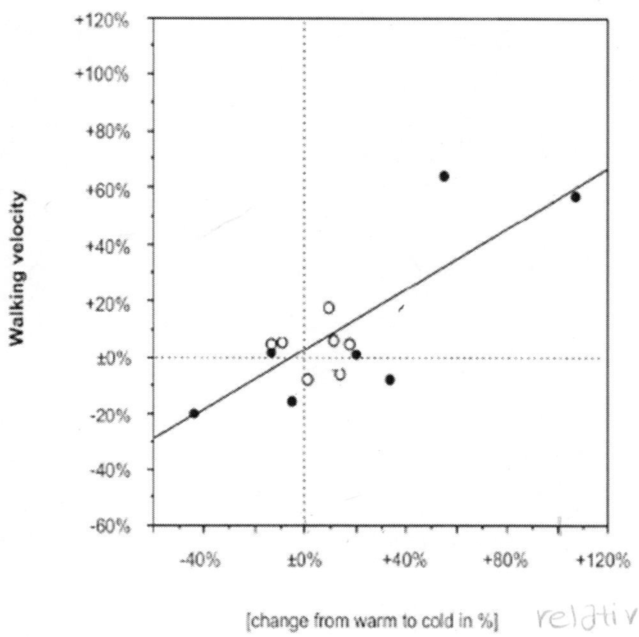

Welche der folgenden Aussagen lässt sich aus diesen Angaben nicht herleiten?

(A) Durch Erhöhung der Körpertemperatur kommt es in den meisten Patienten zu einer größeren Gehgeschwindigkeit.

(B) Zusammenfassend kann man sagen, dass bei sinkender Körpertemperatur die Nervenleitgeschwindigkeit steigt, was zu einer Besserung der Symptomatik, sprich höherer Gehgeschwindigkeit führt.

(C) Ein Absinken der Temperatur um 100% führt zu einer ca. 60% erhöhten Gehgeschwindigkeit.

(D) Bezüglich eines einzelnen Patienten lässt sich anhand dieses Diagramms keine Aussage dazu machen, ob die Temperaturänderung einen positiven oder negativen Einfluss auf die MS-Symptomatik hatte.

(E) Ein einziger Patient hat bei erniedrigter Körpertemperatur eine tiefere Gehgeschwindigkeit.

34) Im Folgenden sehen Sie drei Balkendiagramme mit epidemiologischen Daten zu Multipler Sklerose (MS), Stand 2006; wobei:

Inzidenz (Incidence): Anzahl an MS-Neuerkrankungen pro 100'000 Menschen pro Jahr.
Prävalenz (Prevalence): Anzahl MS-Erkrankter zu einem Zeitpunkt x pro 100'000 Menschen pro Jahr, Frauen sind dabei doppelt so häufig betroffen wie Männer.
Mortalität (Mortality): Anzahl an MS-Verstorbener pro 100'000 Menschen pro Jahr.

So lässt sich beispielsweise ablesen, dass unter 100'000 zufällig ausgewählten Personen 10 an MS neuerkrankte Personen im Alter von 10 bis 20 zu finden sind. Auf der Abszisse jeweils die Altersgruppe in Dekaden (Decades), Dekade 10 bedeutet demzufolge alle Menschen zwischen 0 und 10 Jahren und so weiter. Im Folgenden wird von einer Schweizerischen Gesamtbevölkerung von 7 Millionen Menschen ausgegangen.

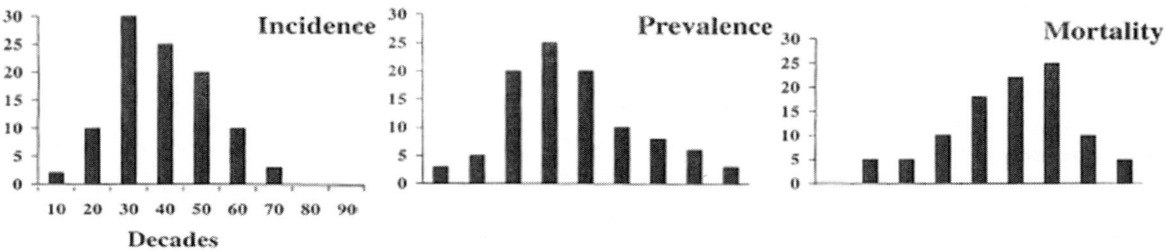

Welche der folgenden Aussagen lässt sich aus diesen Angaben nicht herleiten?

(A) MS ist eine Krankheit, die vorwiegend im frühen bis mittleren Erwachsenenalter auftritt, in den allermeisten Fällen hat sie eine Überlebensdauer von mehr als 10 Jahren.
(B) In der Schweiz lebten 2006 etwas mehr als 1'150 30 – 40-Jährige Frauen mit MS.
(C) In der Schweiz starben 2006 etwas mehr als 230 70 – 80-Jährige Männer an MS.
(D) Mit zunehmendem Alter nimmt die Wahrscheinlichkeit, an MS zu erkranken nicht ab.
(E) In der Schweiz erkrankten 2006 ungefähr 7'000 Menschen an MS.

35) In einer Studie wurden 28 Patienten mit Multipler Sklerose (MS) über 10 Jahre hinweg verfolgt (von 1986 bis 1996). Zu Beginn der Studie wurde für jeden Patienten der sogenannten EDSS-Score erhoben (Expanded Disability Status Scale, Ordinate), der eine Aussage über die Symptome und die damit einhergehende Lebensbeeinträchtigung durch die Krankheit MS im Alltag macht; je höher der EDSS-Score, desto stärker sind die Betroffenen beeinträchtigt: Ab einem EDSS von 4 sind die Patienten noch ca. 500 m gehfähig ohne Hilfsmittel, ab einem EDSS von 5 sind die Patienten noch gehfähig für 200 m ohne Hilfsmittel, ab einem EDSS von 6 bedarf der Patient Unterstützung zum Gehen von 100 m, ab einem EDSS von 7 kann der Patient noch ca. 5 m gehen, ist aber weitgehend auf einen Rollstuhl angewiesen, ab einem EDSS von 8 ist der Patient nicht mehr gehfähig und komplett auf einen Rollstuhl angewiesen. Auf der Abszisse wurden die Anzahl Jahre aufgetragen, an der der jeweilige Betroffene schon an der Krankheit MS leidet.

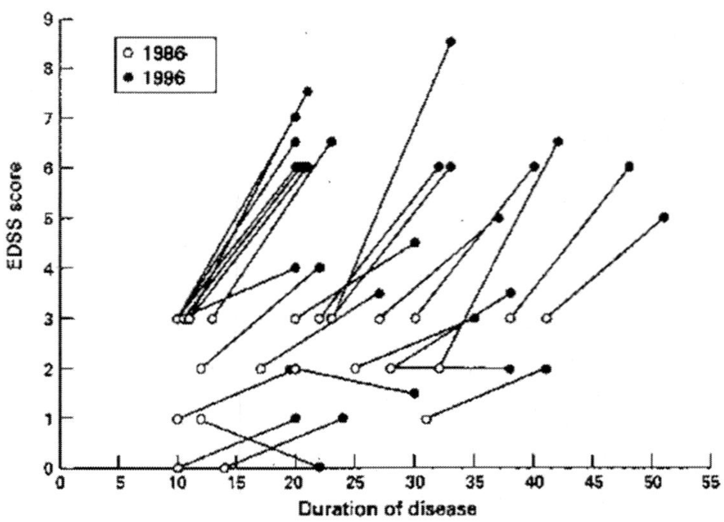

Welche der folgenden Aussagen lässt sich aus diesen Angaben herleiten?

(A) Je länger die Krankheit schon verlief vor der Studie, desto mehr beeinträchtigt waren die Patienten nach der Studie bezüglich des EDSS-Scores.
(B) Bei 24 der 28 Patienten verschlechterte sich die Symptomatik der Krankheit im Verlauf der 10-Jahresperiode der Studie.
(C) Nach Abschluss der Studie ist 1 Patient weitgehend auf einen Rollstuhl angewiesen.
(D) Je tiefer der EDSS-Score zu Beginn der Studie war, desto gutartiger war der Verlauf der Erkrankung, d.h. desto weniger beeinträchtigt waren die Patienten nach 10 Jahren.
(E) Mehr als 50% der Patienten litten zu Beginn der Studie schon länger als 15 Jahre an MS.

36) In einer Studie wurden bei 150 Personen während 24 Stunden die Blutkonzentrationen von Kortikosteron, Luteinisierendem Hormon (LH) und Melatonin gemessen; folgende Ergebnisse (auf der Ordinate die Konzentration des betreffenden Hormons (Kortikosteron und LH) oder der prozentuale Anteil der maximalen Blutkonzentration (Melatonin), auf der Abszisse die Tageszeit, 0 = 24 = 24:00, 12 = Mittag):

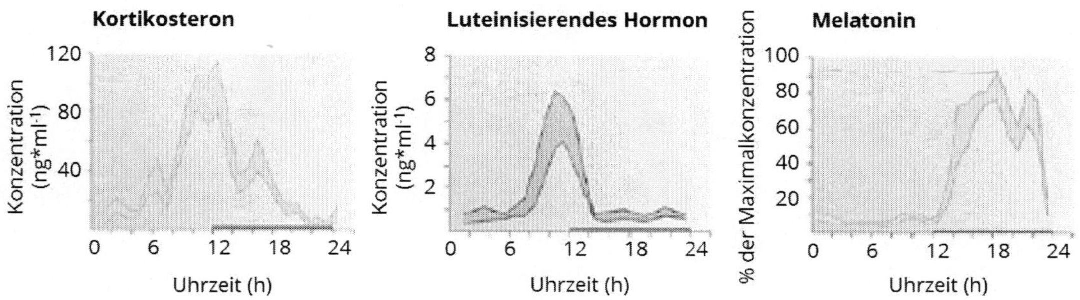

Welche der folgenden Aussagen lässt sich aus diesen Angaben nicht herleiten?

(A) Die Konzentrationen von Kortikosteron und LH erreichen um die Mittagszeit ihr Tagesmaximum.
(B) Maximale Blutspiegel von Melatonin werden unter normalen Bedingungen nicht erreicht.
(C) Melatonin ist ein Hormon, das insbesondere am Abend und in der Nacht ins Blut ausgeschüttet wird.
(D) Die maximal erreichte Konzentration von LH ist etwa um den Faktor 20-mal kleiner als die maximal erreichte Konzentration von Kortikosteron.
(E) Kortikosteron unterliegt im Verlauf der 24 Stunden den stärksten Schwankungen.

37) Um die Bedeutung der „biologischen Uhr" besser zu verstehen, hat man in einer Studie das Verhalten von verschiedenen Bakterienstämmen untersucht: Die drei Stämme SP22, wildtype und P28 wurden dazu in allen möglichen Zweierkombination auf Kulturplatten im Verhältnis 50%:50% oder 75%:25% zusammengemischt (Mittige Spalte: Initial composition). Die Bakterienstämme haben in freier Natur unterschiedliche Tageszyklen (FRP = free running period), so hat SP22 z.B. einen biologischen Tag, der 23 Stunden dauert (23 hrs). Jeweils zwei gleiche Mischplatten wurden danach in Inkubatoren gestellt, die einen Tageszyklus von entweder 22 Stunden (LD (Light-Dark) 11:11 = 11 Stunden hell, dann 11 Stunden dunkel) oder 30 Stunden (LD 15:15 = 15 Stunden hell, dann 15 Stunden dunkel) vorgaben. Nach jeweils 27 dieser künstlichen Tage wurden die Mischplatten auf das Verhältnis zwischen den beiden auf der Platte vorkommenden Stämme untersucht. Folgende Ergebnisse kamen dabei heraus:

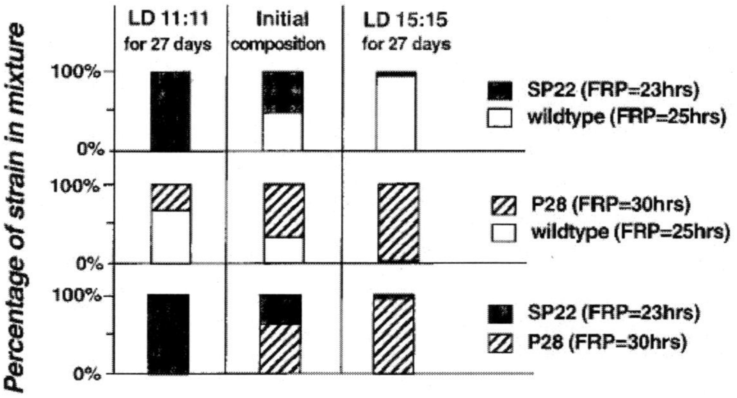

Welche Aussage lässt sich aus diesen Informationen ableiten?

(A) Nach 27 Tagen im künstlichen 30-Stunden-Tag sind sämtliche P28-Bakterien von der P28-Wildtyp-Mischplatte verdrängt worden.

(B) SP22 hat einen Zuwachs von 75% im künstlichen 30-Stunden-Tag im Vergleich zum Verhältnis vor Beginn des künstlichen Tagesablaufes.

(C) Der Stamm SP22 kann sich selbst bei für ihn ungünstigen künstlichen Tageszyklen zu einem kleinen Prozentsatz gegen die anderen Stämme behaupten.

(D) Der wildtype ist der Stamm mit dem längsten natürlichen Tageszyklus.

(E) Bei einer Mischung aller drei Stämme auf einer Platte würde sich P28 im 22 Stunden-Tag gegen die anderen Stämme durchsetzen.

38) Im Folgenden ist die Aktivität von Neuronen im suprachiasmatischen Nukleus im Gehirn (Firing rate in Hertz = wie häufig geben die Neurone ein Signal ab pro Sekunde) in Abhängigkeit der Tageszeit (circadian time, in Stunden, der graue Bereich stellt den Dunkelheitsteil des Tages dar, der weiße Teil den hellen Tagesteil) dargestellt:

Der Graph wurde als am besten passende Kurve hineingesetzt und beschreibt den Zusammenhang optisch leichter verständlich. Das ɪ stellt die durchschnittliche Feuerrate aller Neuronen zur jeweiligen Tageszeit dar.

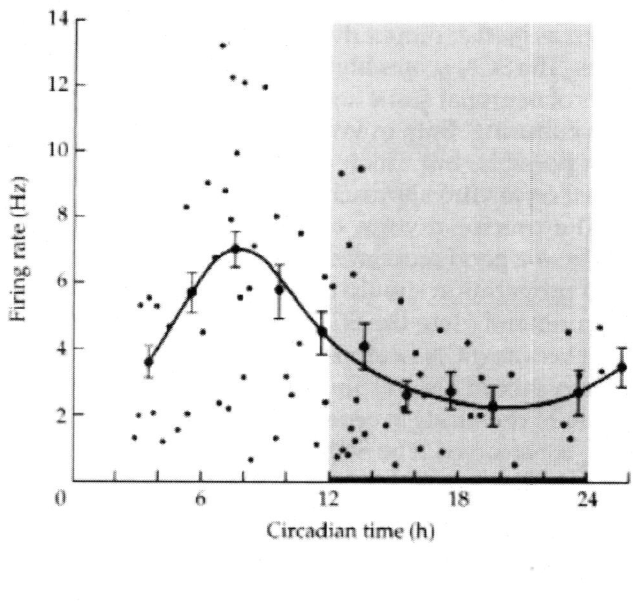

Welche Aussage lässt sich aus diesen Informationen nicht ableiten?

(A) Es wurden ca. 70 Neurone gemessen.
(B) In der Nacht nimmt die durchschnittliche Feuerrate der Neuronen ab.
(C) Nur 4 - 5 Neuronen weisen eine Feuerfrequenz von 10 oder mehr Hz auf.
(D) Die durchschnittliche Feuerrate aller Neurone zusammen beträgt ca. 6 Hz.
(E) Die Schwankung während des Tages zwischen der maximalen und minimalen Feuerrate ist höher als während der Nacht.

39) Ein Gen ist eine Abfolge von Basen. 4 Basen werden dazu verwendet: Adenosin (A), Cytosin (C), Guanin (G) und Thymidin (T). Für das sogenannte ADORA-2A Gen gibt es verschiedene Varianten dieser Abfolge der Basen. Diese Varianten werden als Haplotypen bezeichnet (HT) und sind unterschiedlich häufig. Im Folgenden die Analyse einer Population von 1.250 Probanden auf einen Genausschnitt des ADORA-2A-Gens:

Haplotyp	Abfolge der Basen								relative Häufigkeit
HT1	G	C	C	T	T	T	C	C	35 %
HT2	A	T	T	C	C	C	T	G	20 %
HT3	A	C	T	C	C	C	T	G	20 %
HT4	G	C	C	T	C	T	C	C	15 %
HT5	G	C	T	C	C	C	T	G	10 %

Welche der folgenden Aussagen lässt sich anhand dieser Aussagen nicht herleiten?

(A) Guanin ist die am zweitseltensten vorkommende Base in diesem Genausschnitt.
(B) 5% der vorkommenden Basen sind Adenosin, das wären für alle Basen aller Probanden insgesamt somit 500 Adenosin-Basen.
(C) 50% aller Basen wird durch Cytosin ausgemacht.
(D) Die Cytosin-Basen im HT5 machen 7.5% aller Basen aller Probanden aus.
(E) In allen Haplotypen kommt mindestens ein G vor.

40) Im Rahmen einer Studie über den Effekt von Koffein (Caffeine) untersuchte man eine Anzahl an Probanden, denen Koffein, Modafinil oder ein Placebo (Scheinmedikament) verabreicht wurden. Es gab zwei Gruppen an Probanden: Die eine Gruppe bestand aus Probanden, die in ihrem Erbgut den Haplotyp 4 des HT-Gens trugen, die andere Gruppe trug einen anderen Haplotypen des HT-Gens (n = Menge an Probanden pro Gruppe). Nach Verabreichung eines dieser drei Präparate mussten die Probanden für 40 Stunden wach bleiben (Abszisse, Zeit in Stunden) und alle 3 Stunden einen Konzentrationstest durchführen (Ordinate: positive Werte bedeuten, die Ergebnisse des Testes sind besser als ein Probedurchlauf des Testes, den die Probanden zu Beginn der Studie durchführen mussten, negative Werte bedeuten analog Verschlechterung, 0 bedeutet weder Verbesserung noch Verschlechterung des Testergebnisses). Im Folgenden die Ergebnisse dieser Studie:

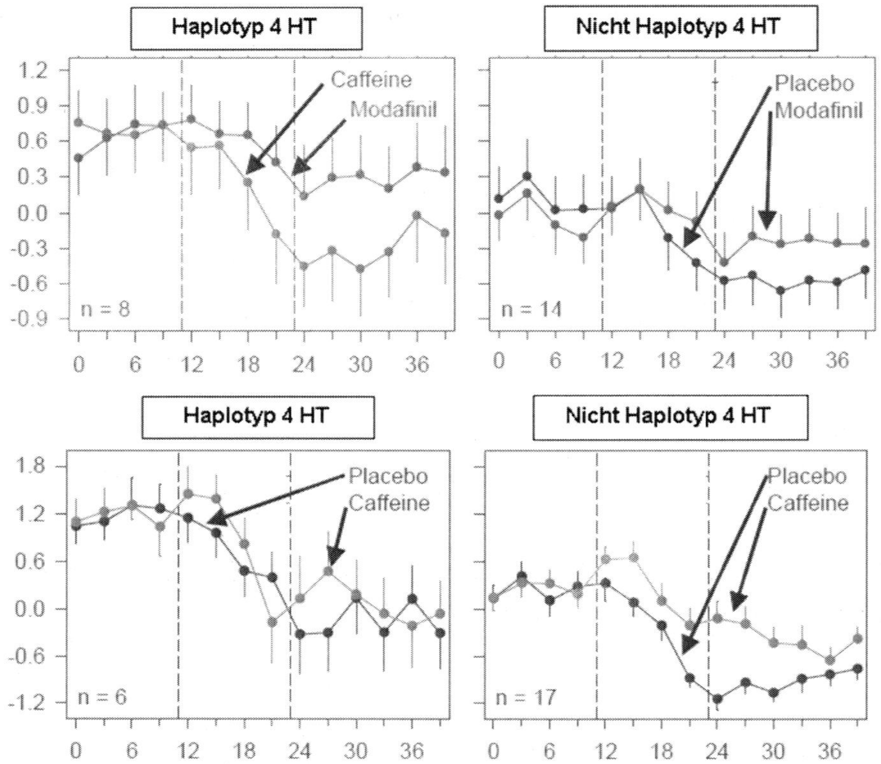

Welche Aussage lässt sich anhand dieser Aussagen herleiten?

(A) Bezüglich des Effektes auf die Leistungsfähigkeit im Konzentrationstest war Koffein Modafinil wie auch dem Placebo-Präparat überlegen im Haplotyp 4 des HT-Gens.

(B) Im Verlauf der Wachzeit nimmt die Leistungsfähigkeit im Konzentrationstest bei allen Gruppen ab.

(C) Das Scheinmedikament führt beim Haplotyp 4 des HT-Gens vor allem in den frühen Stunden des Wachbleibens zu einem besseren Effekt bezüglich der Leistungsfähigkeit im Konzentrationstest als Modafinil.

(D) Probanden des Haplotypen 4 des HT-Gens schnitten nach Einnahme von Modafinil nach 27 Stunden durchschnittlich gleich gut ab im Konzentrationstest wie Probanden des Nicht-Haplotyp 4 des HT-Gens nach 15 Stunden, die Koffein einnahmen.

(E) Die Gruppe mit dem Nicht-Haplotyp 4 des HT-Gens schneidet nur nach Einnahme von Koffein und Placebo schlechter ab im Konzentrationstest als die Probanden mit demselben Präparat des Haplotypen 4 des HT-Gens.

41) Im Folgenden sind die Schlafphasen des Menschen sowie ihr Anteil am Gesamt-Schlaf graphisch festgehalten, die im Verlauf eines normalen 8-Stundenschlafes zyklisch wechseln (oberes System): Die Schlafstadien werden in REM-Schlaf (oberflächlicher Schlaf) sowie Stadium 1 – 4 (je höher das Stadium, desto tiefer der Schlaf) eingeteilt, letztere 4 Stadien werden auch als Non-REM-Schlaf bezeichnet. Das W steht für Phasen des Wachseins. MT steht für Bewegungen während des Schlafs. Im unteren System zusätzlich aufgetragen ist die Aktivität von Delta-Hirnwellen in Hz (Frequenz = Schwingungen pro Sekunde) im Verlauf eines normalen 8-Stunden-Schlafes. Die Abszisse zeigt die Zeit, bei 0 beginnt der Schlaf, nach 8 Stunden endet er.

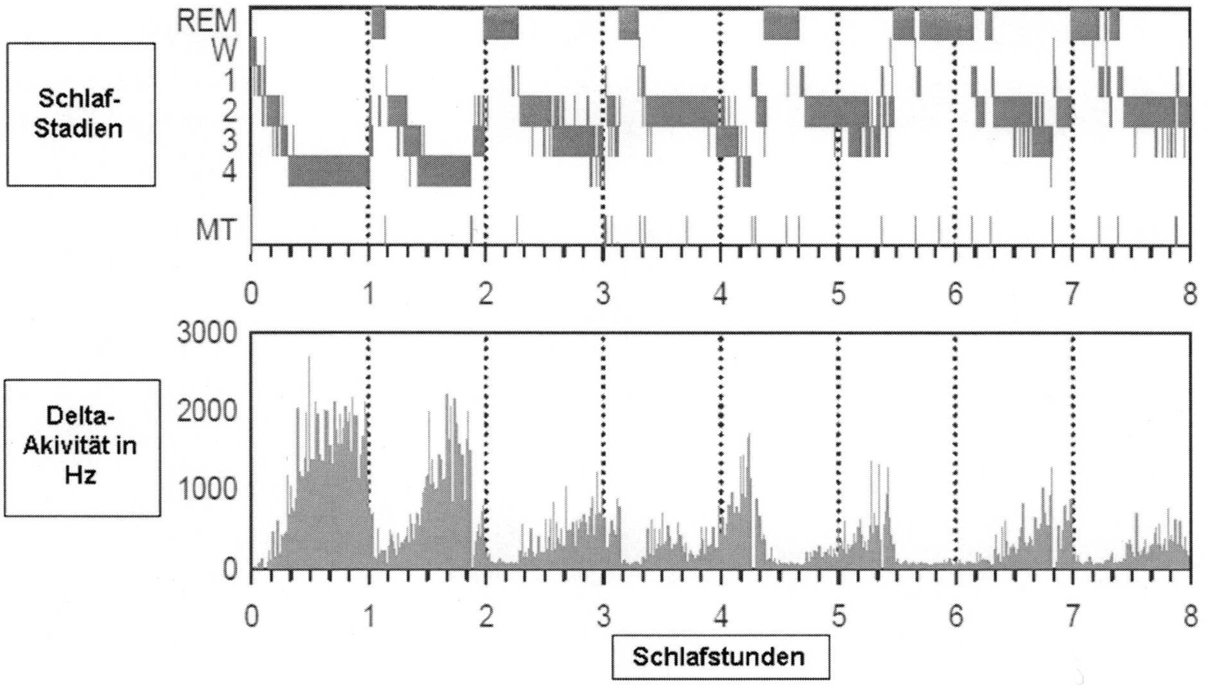

Welche der folgenden Aussagen lässt sich aufgrund dieser Aussagen herleiten?

(A) REM Schlaf macht von einem 8 Stunden-Schlaf etwas mehr als 30% aus.

(B) die Aktivität der Delta-Wellen ist direkt abhängig vom Schlaf des Stadiums 4.

(C) Im Verlauf des Schlafes nimmt die durchschnittliche Schlaftiefe ab.

(D) Wachphasen treten insbesondere gegen das Ende des Schlafes auf und dies auch nur nach Übergang aus dem Non-REM-Schlaf.

(E) Bewegungen während des Schlafes treten nur während dem Schlafstadium 1 oder während des REM-Schlafes auf.

42) Verschiedene Hirnareale der Basalkerne sind über Nervenbündel miteinander verbunden und können eine stimulierenden oder einen hemmenden Einfluss aufeinander auswirken. Ob der Einfluss hemmend oder stimulierend ausfällt, hängt vom Transmitter ab, der vom Ende des Nervenbündels auf das Hirnareal ausgeschüttet wird: GABA (Gamma-Amino-Buttersäure) hat einen hemmenden Einfluss, Glutamat hat einen stimulierenden Einfluss, Dopamin kann je nach Hirnareal einen hemmenden oder stimulierenden Einfluss haben: Im D1-Striatum hat es einen stimulierenden Einfluss, im D2-Striatum einen hemmenden Einfluss. GPi und GPe sind zwei Hirnareale, die vom D1-, bzw. vom D2-Striatum einen GABA-Input erhalten (also einen hemmenden).Wie viel Transmitter am Ende eine Nervenbündels ausgeschüttet wird, hängt von dem Erregungszustand des sendenden Hirnareals ab: Wird beispielsweise der Thalamus stimuliert, kann er mehr Glutamat auf den Cortex ausschütten, was zu einer stärkeren Stimulation des Cortex führt. Wäre er vom GPi durch einen Glutamat-Einfluss verbunden, wäre die Aktivität des Thalamus noch höher, er könnte also noch mehr hemmenden Einfluss auf den Cortex ausrichten.

Im Folgenden sind die Zusammenhänge mit den Transmittern graphisch dargestellt:

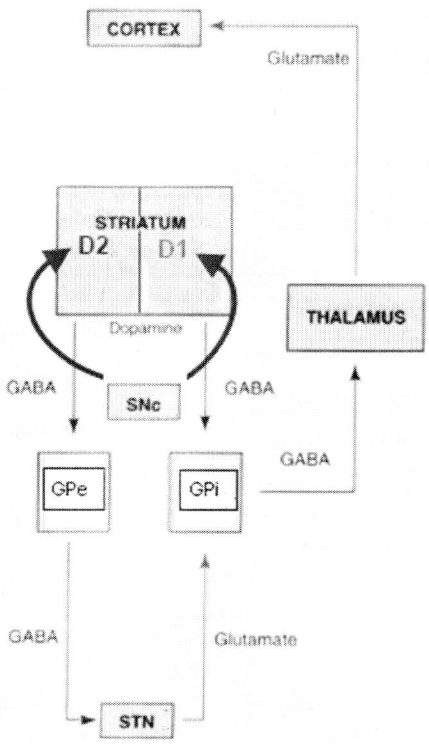

Welche der folgenden Aussagen lässt sich aufgrund dieser Angaben <u>nicht</u> herleiten?

(A) Durch chirurgisch exaktes Herausschneiden der SNc wird der Cortex schwächer stimuliert als zuvor.
(B) Durch Zerstörung des GPe wird der Cortex stärker stimuliert als zuvor.
(C) Eine Zerstörung des GPi würde zu einer weniger starken Hemmung des Cortex führen.
(D) Wird SNc von außen stimuliert, wird der Cortex am Ende der Kette stärker stimuliert als zuvor.
(E) Der Weg über D1 und über D2 hat bei gleicher Ausgangslage denselben stimulierenden oder hemmenden Effekt auf den Cortex.

43) Im Folgenden siehst Du die Sterbefälle nach ausgewählten Todesursachen pro 100'000 Einwohner im Jahr 2004. Der obere Balken für den Rhein-Pfalz-Kreis, der untere Balken für Rheinland-Pfalz:

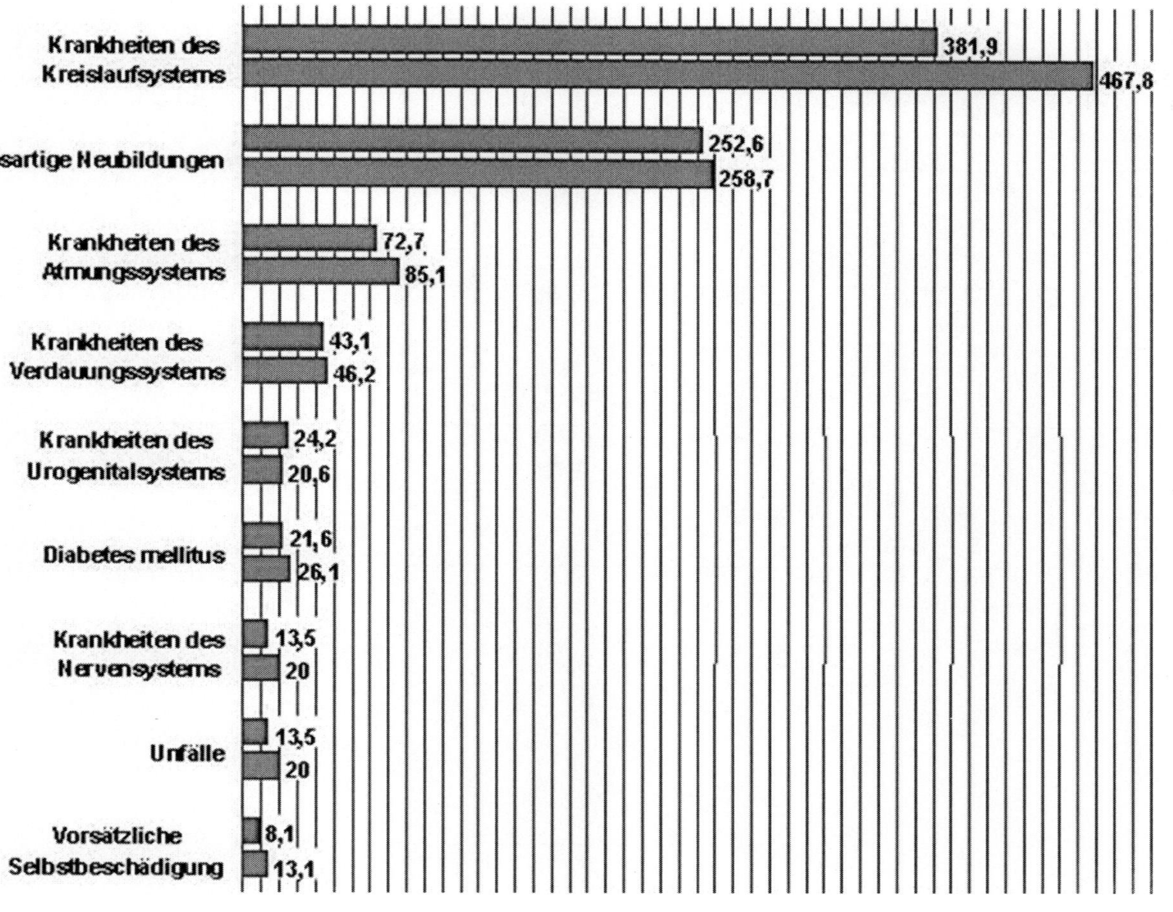

Welche Aussage lässt sich aus diesen Informationen nicht ableiten?

(A) Im Rhein-Pfalz-Kreis sterben mehr Leute pro 100'000 Einwohner an Krankheiten des Urogenital-Systems als in Rheinland-Pfalz, dafür sterben mehr Leute pro 100'000 an Diabetes mellitus in Rheinland-Pfalz als im Rhein-Pfalz-Kreis.

(B) Etwas weniger als 1% pro 100'000 Einwohner der hier aufgelisteten Todesursachen im Rhein-Pfalz-Kreis wird durch vorsätzliche Selbstbeschädigung verursacht.

(C) Etwas weniger als 1% der Todesursachen pro 100'000 Einwohner wird in Rheinland-Pfalz durch die hier aufgelisteten Todesursachen ausgemacht.

(D) Die Einwohner-Zahl von Rheinland-Pfalz betrage 4 Millionen: 800 Menschen starben im Jahr 2004 an Krankheiten des Nervensystems.

(E) In Rheinland-Pfalz sterben insgesamt mehr Leute als im Rhein-Pfalz-Kreis.

44) Im Folgenden sehen sie Todesursachen aufgegliedert nach Jahr (1922 – 1925), Geschlecht (m = männlich, w = weiblich, zus = zusammen) und Alter (0 – 1, 1 – 6, über 6 und überhaupt = insgesamt) von Berlin:

5. Berlin. Gestorbene nach Todesursachen 1922—1925.*

Kalender-jahr	Alter in Jahren: 0—1 m.	0—1 w.	1—6 m.	1—6 w.	über 6 m.	über 6 w.	überhaupt m.	überhaupt w.	überhaupt zus.
Scharlach									
1922	1	1	17	12	14	15	32	28	60
1923	1	—	8	4	8	11	17	15	32
1924	—	1	13	4	13	10	26	15	41
1925	1	—	17	12	7	7	25	19	44
Zus.	3	2	55	32	42	43	100	77	177
Diphtherie									
1922	42	24	62	47	16	36	120	107	227
1923	18	17	48	37	17	19	83	73	156
1924	14	6	33	35	9	22	56	63	119
1925	14	6	45	35	12	27	71	68	139
Zus.	88	53	188	154	54	104	330	311	641
Typhus									
1922	—	—	—	1	23	30	23	31	54
1923	—	—	1	—	23	16	24	16	40
1924	—	—	—	—	20	23	20	23	43
1925	—	—	—	1	18	23	18	24	42
Zus.	—	—	1	2	84	92	85	94	179
Genickstarre									
1922	9	5	7	4	21	14	37	23	60
1923	7	6	4	4	7	9	18	19	37
1924	5	1	7	5	15	3	27	9	36
1925	6	8	3	4	10	7	19	19	38
Zus.	27	20	21	17	53	33	101	70	171

Kalender-jahr	Alter in Jahren: 0—1 m.	0—1 w.	1—6 m.	1—6 w.	über 6 m.	über 6 w.	überhaupt m.	überhaupt w.	überhaupt zus.
Ruhr									
1922	20	15	8	12	14	29	42	56	98
1923	28	26	15	9	21	36	64	71	135
1924	33	10	12	9	22	23	67	42	109
1925	11	7	—	1	3	5	14	13	27
Zus.	92	58	35	31	60	93	187	182	369
Syphilis									
1922	147	118	9	5	163	104	319	227	546
1923	114	114	2	6	176	119	292	239	531
1924	108	97	3	4	164	108	275	209	484
1925	112	95	3	3	149	109	264	207	471
Zus.	481	424	17	18	652	440	1150	882	2 032
Keuchhusten									
1922	112	121	39	66	1	—	152	187	339
1923	68	57	42	49	1	—	111	106	217
1924	58	51	25	32	—	—	83	83	166
1925	57	61	27	27	—	—	84	88	172
Zus.	295	290	133	174	2	—	430	464	894
Tuberkulose der Atmungsorgane									
1922	26	25	46	27	2 902	2 647	2 974	2 699	5 673
1923	31	17	64	41	3 309	2 751	3 404	2 809	6 213
1924	18	15	20	35	2 547	2 504	2 585	2 554	5 139
1925	8	20	13	14	2 242	2 038	2 263	2 072	4 335
Zus.	83	77	143	117	11 000	9 940	11 226	10 134	21 360
Lungenentzündung									
1922	683	569	253	198	1 319	1 351	2 255	2 118	4 373
1923	426	335	151	139	1 059	1 028	1 636	1 502	3 138
1924	276	232	86	95	1 003	1 106	1 365	1 433	2 798
1925	302	299	90	55	1 015	1 033	1 407	1 387	2 794
Zus.	1687	1435	580	487	4 396	4 518	6 663	6 440	13 103

Kalender-jahr	Alter in Jahren: 0—1 m.	0—1 w.	1—6 m.	1—6 w.	über 6 m.	über 6 w.	überhaupt m.	überhaupt w.	überhaupt zus.
Sonstige Tuberkulose									
1922	41	38	135	101	246	289	422	428	850
1923	44	37	165	155	296	342	505	534	1039
1924	38	21	99	85	256	222	393	328	721
1925	31	23	104	114	196	201	331	338	669
Zus.	154	119	503	455	994	1054	1651	1628	3279
Masern									
1922	61	38	170	168	1	1	232	207	439
1923	75	62	111	87	4	5	190	154	344
1924	2	4	2	6	—	—	4	10	14
1925	43	40	59	54	6	3	108	97	205
Zus.	181	144	342	315	11	9	534	468	1002
Influenza mit akuten Lungenkomplik.									
1922	77	62	47	33	393	531	517	626	1143
1923	25	17	13	14	167	208	205	239	444
1924	37	18	15	10	219	289	271	317	588
1925	35	23	8	5	148	189	191	217	408
Zus.	174	120	83	62	927	1217	1184	1399	2583
Influenza ohne nähere Angabe									
1922	48	35	16	20	256	373	320	428	748
1923	32	14	8	10	120	157	160	181	341
1924	23	17	15	3	135	207	173	227	400
1925	35	18	7	5	79	126	121	149	270
Zus.	138	84	46	38	590	863	774	985	1759

Welche der folgenden Aussagen lässt sich aus dieser Todesursachentabelle herleiten?

(A) 1924 sind an Tuberkulose doppelt so viele 0 – 1-jährige Mädchen verstorben wie über 6-Jährige Männer 1925 an Typhus verstorben sind.

(B) Die drittseltenste Todesursache in dieser 4-Jahres-Periode ist unter den hier aufgelisteten für alle Altersgruppen und Personen weiblichen Geschlechts der Scharlach.

(C) Die Anzahl an Opfer durch Lungenentzündung, Keuchhusten, Syphilis und Diphterie hat im Verlauf dieser 4-Jahres-Periode abgenommen.

(D) Von den folgenden Altersgruppen, Geschlechtern und Jahren sind jeweils genau 6 Menschen gestorben: 1923, 0 – 1-jährige Mädchen an Genickstarre; 1923, 1 – 6-jährige Mädchen an Masern, 1924 und 1925 zusammen 1 – 6-jährige Buben an Syphilis.

(E) Etwas mehr als 2% der Todesfälle an Masern machen 1922 – 1925 die über 6-Jährigen Menschen aus.

45) Die Graphik zeigt Sterblichkeit nach Todesursache in den Jahren 1980 – 2009 in Österreich. Die Ordinate gibt die Anzahl an betreffender Krankheit verstorbener Individuen pro 100'000 Männer bzw. Frauen an, die Abszisse die Jahreszahl:

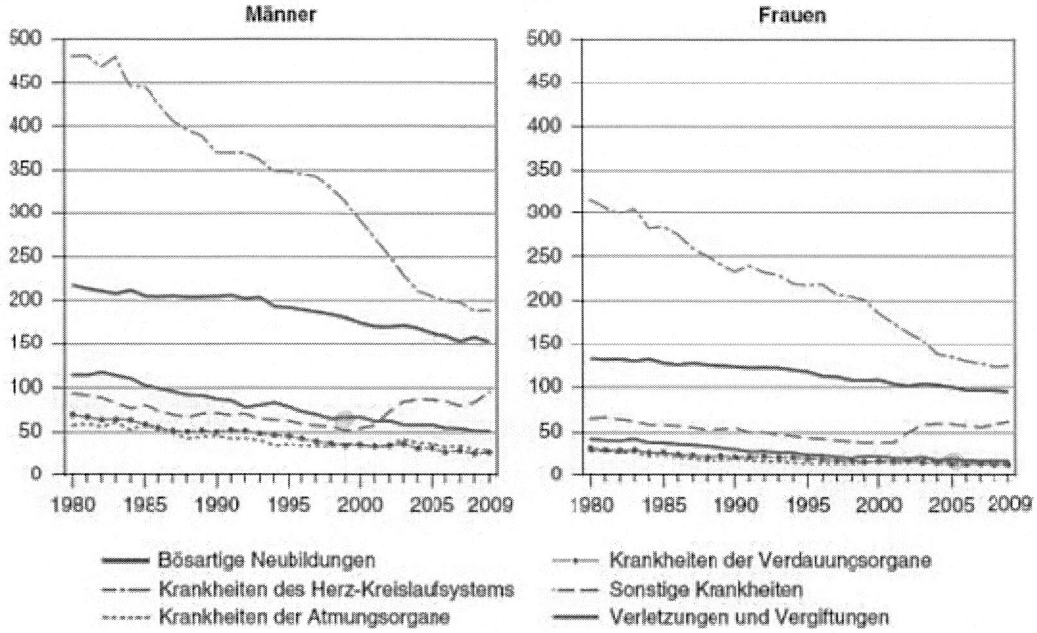

Welche der folgenden Aussagen lässt sich aus diesen Angaben ableiten?

(A) Die Wahrscheinlichkeit, an bösartigen Neubildungen zu sterben nimmt im Verlauf dieser Beobachtungsperiode bei beiden Geschlechtern jedes Jahr ab.

(B) 1988 machen bei Männern Verletzungen und Vergiftungen weniger als 10% unter diesen aufgelisteten Todesursachen aus.

(C) Gehen wir von einer konstanten Bevölkerung in diesem Beobachtungszeitraum von 6 Millionen aus (Frauenanteil 50%), sind im Jahr 2005 weniger als 1'000 Frauen an Krankheiten der Atmungsorgane gestorben.

(D) Es sterben weniger Frauen als Männer in diesem Beobachtungszeitraum.

(E) Die Abnahme der Todesursachen durch Herz-Kreislauf-Beschwerden lässt sich auf ein besseres Bewusstsein der Bevölkerung zu diesen Krankheiten mit Änderungen im Lebensstil zurückführen.

46) Im Folgenden graphisch dargestellt sind die Anzahl fertiggestellter Wohnungen in Bayern zwischen 1919 und 2007. Während 1919 – 1949 wurde keine Auftrennung der Statistik nach Anzahl Wohnräume vorgenommen. Ab 1950 integrierte man folgende Informationen in das Diagramm: der oberste dunkle Balkenanteil steht für Wohnungen mit 1 oder 2 Räumen, der mittlere helle Balkenanteil für Wohnungen mit 3 oder 4 Räumen, der unterste Balkenanteil für Wohnungen mit 5 oder mehr Räumen.

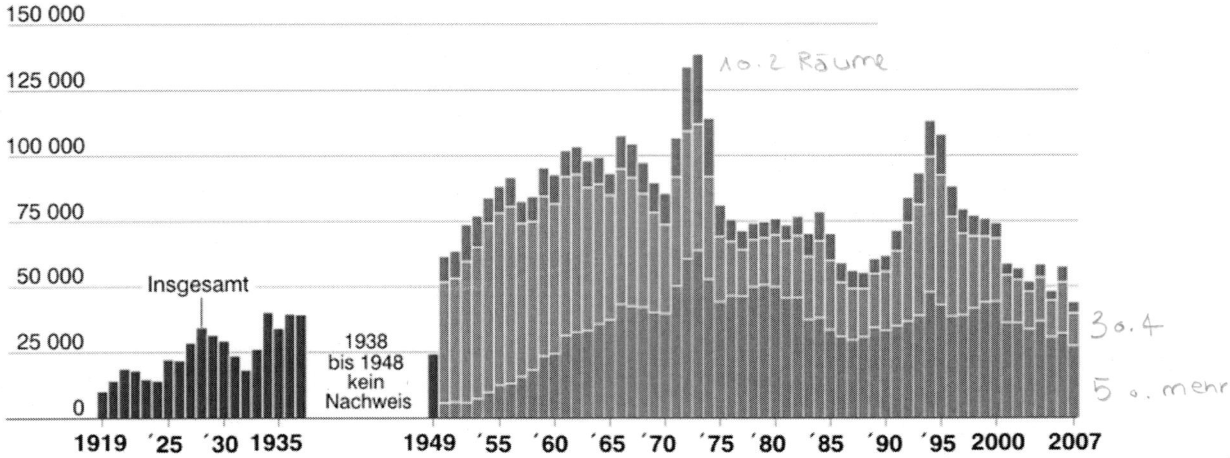

Welche Aussage lässt sich aus diesen Informationen ableiten?

(A) 1973 gab es in Bayern innerhalb des gesamten Zeitraums (1919 – 2007) die meisten neuen Wohnungen pro Jahr.
(B) 1994 gab es in Bayern ungefähr 100'000 neue Wohnungen mit 3 oder mehr Zimmern.
(C) Zwischen 1960 und 2000 gab es genau 1 Jahr, an dem mehr 5 oder mehr-räumige Wohnungen gebaut wurden als 3- oder 4-räumige Wohnungen.
(D) Das Verhältnis zwischen Wohnungen mit 1 oder 2 Räumen, 3 oder 4 Räumen und 5 oder mehr Räumen bleibt immer ungefähr dasselbe.
(E) Rechnet man die Periode von 1938 bis 1948 nicht dazu erlebte Bayern in der Zeitperiode von 1919 bis 2007 eine durchschnittliche Wohnungsbaurate pro Jahr von etwa 75'000 Wohnungen.

47) Das 5-HTTLPR-Gen existiert in mehreren Varianten, zwei für die Wissenschaft bedeutende Varianten sind die s- und die l-Variante. Im Folgenden abgebildet sind die Ergebnisse einer Studie, die die Abhängigkeit zwischen diesen beiden Genotypen und der individuellen relativen Gefahr, an einer Depression zu erkranken (Major depression episode). Die Probanden wurden nach der Anzahl an ernsthaften psychischen Belastungssituationen in ihrem bisherigen Leben (0 – 4 oder mehr (4+), Abszisse) befragt. n steht für die Anzahl untersuchter Individuen.

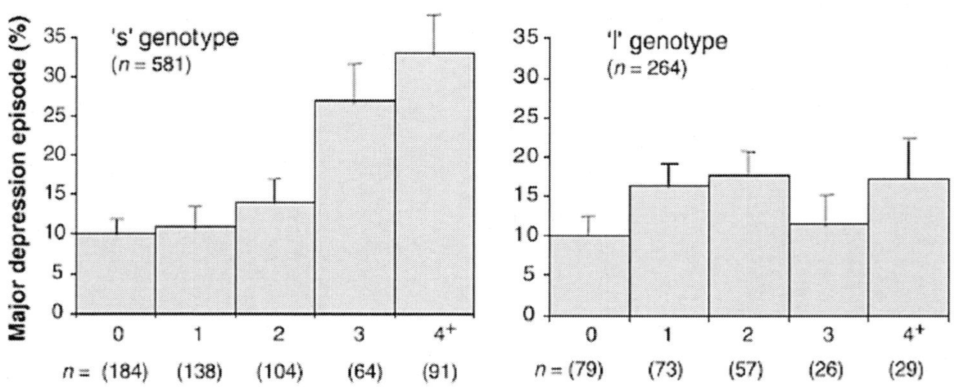

Welche Aussage lässt sich auf Grund dieser Angaben herleiten?

(A) Probanden mit der s-Variante des 5-HTTLPR-Gens erkranken häufiger an Depression.
(B) Unter den Varianten des 5-HTTLPR-Gens erkrankt die s-Variante in Abhängigkeit zunehmender Anzahl psychischer Belastungssituationen am häufigsten an Depression.
(C) Etwas weniger als 15 Probanden mit der s-Variante und 2 psychischen Belastungssituationen in ihrem bisherigen Leben erkrankten an einer Depression.
(D) Es erkranken mehr als fünfmal so viele Probanden mit der s-Variante und 4 oder mehr psychischen Belastungssituationen an einer Depression als Probanden mit der l-Variante und der gleichen Anzahl psychischer Belastungssituationen.
(E) Keine der Aussagen lässt sich herleiten.

48) In einer Studie wurde ein neues Medikament gegen Alzheimer-Demenz getestet (Bapineuzumab): Dazu erhielten die Alzheimer-Erkrankten von Gruppe 1 dieses neue Medikament, die Alzheimer-Erkrankten von Gruppe 2 erhielten hingegen ein Placebo (Scheinmedikament). Die Patienten wurden für etwa 50 – 78 Wochen beobachtet und mussten vor der Studie sowie regelmäßig während der Studie 4 Tests absolvieren, die verschiedene Fähigkeiten prüften (Test A (links oben), B (rechts oben), C (links unten) und D (rechts unten)); ein positiver Wert bedeutete in jedem Test eine Verbesserung im Vergleich zum Ergebnis vor der Studie, eine negative Zahl bedeutete eine Verschlechterung, 0 bedeutet ein gleiches Resultat wie vor der Studie in dem betreffenden Test. N steht für die Anzahl geprüfter Individuen.

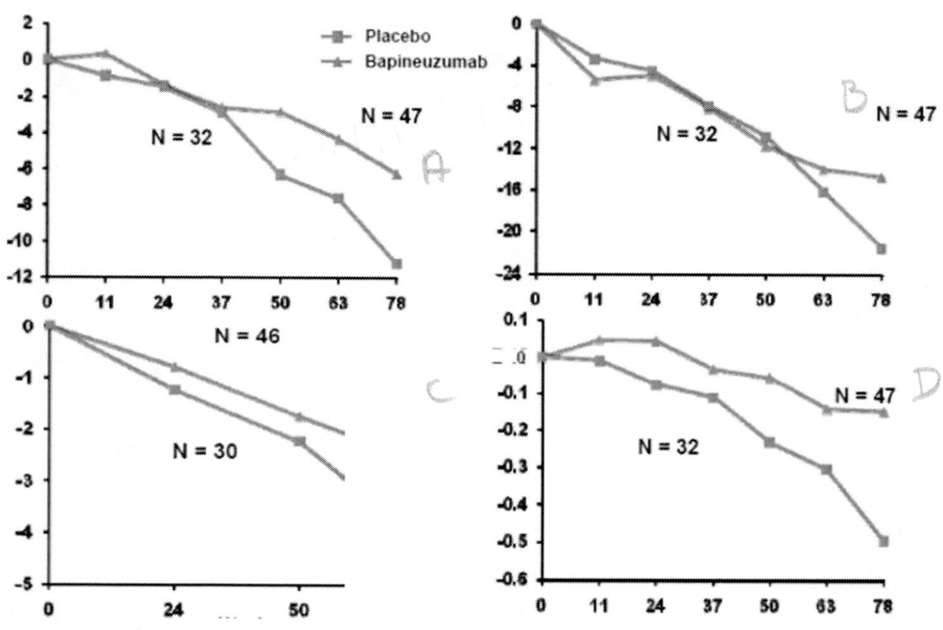

Welche der folgenden Aussagen lässt sich auf Grund dieser Angaben herleiten?

(A) Der größte Unterschied in der Wirkung zwischen dem Scheinmedikament und Bapineuzumab bestand in der Studie im Test D.
(B) Bapineuzumab hat in der Behandlung von Alzheimer-Demenz keine Wirkung.
(C) Bapineuzumab scheint nicht auf alle geprüften Fähigkeiten der Probanden gleich gut zu wirken, doch über den Beobachtungszeitraum besser als das Scheinmedikament.
(D) In jedem Untertest A – D wurden gleich viele Probanden über einen unterschiedlich langen Zeitraum überwacht und getestet.
(E) Im Test B hat am Ende der Beobachtungszeit das Placebo den besseren Effekt als das richtige Medikament.

3. Test

Mit dieser Aufgabengruppe wird die Fähigkeit geprüft, Diagramme und Tabellen richtig zu analysieren und zu interpretieren. Suchen Sie jeweils unter den Lösungsvorschlägen die richtige Antwort auf die gestellte Frage aus, und markieren Sie diese auf dem Antwortbogen. Zur Beantwortung sollen ausschließlich die in der Aufgabe dargebotenen Informationen herangezogen werden.

Markieren Sie auf Ihrem Antwortbogen für jede Aufgabe die richtige Antwort.

Zur Bearbeitung der folgenden **24 Aufgaben** stehen **60 Minuten** zur Verfügung.

49) Zum Zeitpunkt 0 werden fünf Petriplatten mit C. albicans (ein Hefepilz) jeweils das Medikament Akacid plus in verschiedenen Konzentrationen zugegeben: 8*MHK, 4*MHK, 2*MHK, 1*MHK = MHK und 0.5*MHK (MHK = Minimale Hemmkonzentration = Konzentration eines Pilzmittels, bei der die Pilzkolonie - soweit von bloßem Auge sichtbar - nicht weiter wächst auf einer Petriplatte, 8*MHK wäre demzufolge die 8-fache Konzentration der MHK und so weiter). Auf der Ordinate aufgetragen ist die Ausdehnung bzw. Menge der Pilzkolonie pro Milliliter, KBE = Kolonie-bildende Einheit.

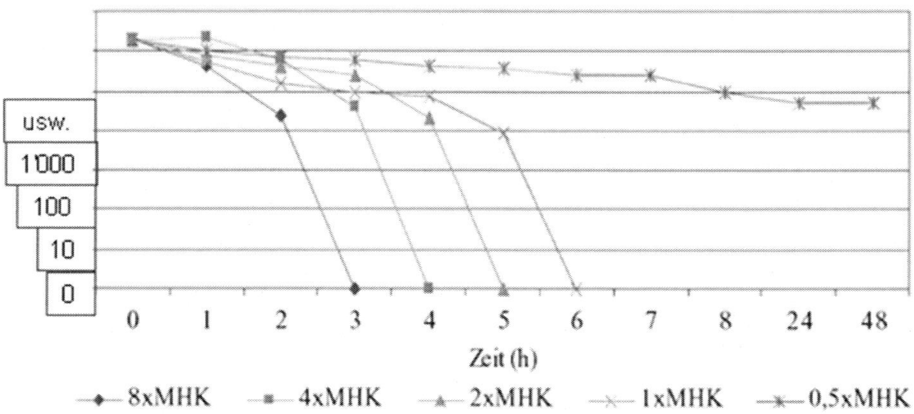

Welche der folgenden Aussagen lässt sich aufgrund dieser Angaben nicht herleiten?

(A) Die Hälfte der MHK hat nach 48 Stunden schon mehr als die Hälfte des zu Beginn vorhandenen Pilzes eliminiert.

(B) 8*MHK von Akacid plus braucht die halbe Zeit zur vollständigen Elimination dieses Pilzes von 1*MHK.

(C) Bei jeder der aufgeführten MHK nimmt die Anzahl eliminierter KBE pro Zeit mit der Zeit ab.

(D) 2*MHK ist kurzfristig weniger effizient in der Elimination der Pilze als MHK.

(E) MHK, 2*MHK, 4*MHK und 8*MHK eliminieren den Pilz nach einer gewissen Zeitspanne auf lineare Weise.

50) Ein Nerv besteht immer aus sensiblen Nervenfasern und motorischen Nervenfasern: die sensiblen Fasern leiten Informationen vom Körper (z.B. Berührung eines Muskels) ins Rückenmark, die motorischen Fasern leiten Informationen vom Rückenmark in den Körper (z.B. Anspannung eines Muskels). Während der M-Wellen- und H-Reflex-Testung wird uns dieses Prinzip zu Nutze gemacht: Ein Nerv wird durch einen elektrischen Reiz stimuliert. Eine sensible Nervenfaser leitet diese Information in das Rückenmark, wo die Info verschaltet wird auf eine motorische Nervenfaser desselben Nervs, der die Information zum Muskel leitet, der sich daraufhin anspannt. Wird die Reizstärke des elektrischen Stimulus erhöht, werden irgendwann direkt die motorischen Nervenfasern direkt erregt und leiten das Signal direkt zum Muskel, was zur Anspannung führt (ohne vorherige Umschaltung im Rückenmark). Unabhängig von dem werden aber auch bei größerer Reizstärke die sensiblen Fasern stimuliert, die wieder die ganze Info via Rückenmark leiten und so zu einer zweiten (etwas verspäteten im Vergleich zur direkten Leitung über die motorischen Fasern) Anspannung des Muskels führen. Die elektrische Information, die im Muskel ankommt, kann mittels einer Elektrode gemessen werden. Der Ausschlag der Elektrode durch die Muskelkontraktion durch den indirekten Weg (über das Rückenmark) wird als H-Reflex bezeichnet. Die elektrische Information durch den direkten Weg über motorische Fasern als M-Welle.

Im Folgenden sind die M-Welle und der H-Reflex aus einer Versuchsdurchführung graphisch dargestellt: unausgefüllte Symbole stellen den H-Reflex dar, ausgefüllte die M-Welle; Dreiecke stehen für das rechte Bein, Quadrate für das linke Bein. Die Ordinate zeigt die Stärke der elektrischen Reizantwort (= Muskelkontraktion) in Millivolt, die Abszisse zeigt die Stärke des elektrischen Reizes in Dekavolt (1 Dekavolt = 10 Volt).

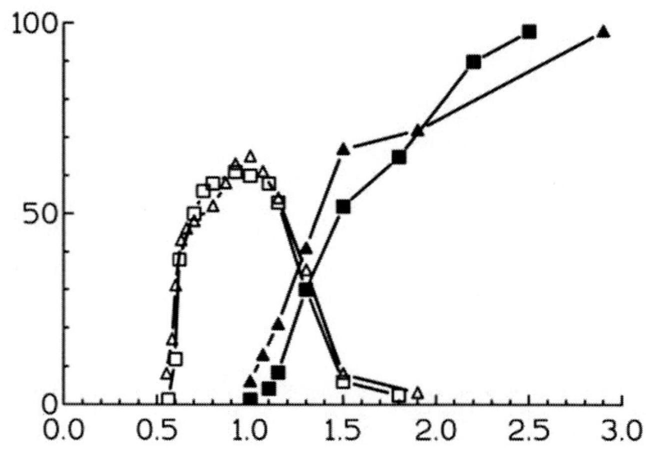

Welche der folgenden Aussagen lässt sich nicht ableiten aus diesen Angaben?

(A) Auch bei hier maximal aufgeführter Reizstärke fällt die elektrische Reizantwort um 300-mal schwächer aus.

(B) Nach Auftreten der M-Welle kann der H-Reflex wieder zum Verschwinden gebracht werden, in dem die Reizstärke weiter erhöht wird.

(C) Die direkte Erregung des Muskels über motorische Nervenfasern (ohne Umweg über das Rückenmark) führt in dieser Versuchsausführung zu einer stärkeren Reizantwort als die indirekte Erregung über das Rückenmark.

(D) Das linke Bein des Probanden hat eine geringere Anzahl Muskelfasern, die durch die M-Welle erregt werden können.

(E) Bei einer Reizstärke von 13 Volt fallen die Reizantwort von H-Reflex und M-Welle gleich stark aus.

51) Wird ein elektrisches Signal in einem Nerven fortgeleitet, geschieht dies über das Öffnen sogenannter Membrankanäle: Das sind Eiweißmoleküle in der Membran von Nervenzellfortsätzen, die gewisse Ionen (zB. Natrium (Na+) oder Kalium (K+)) nach Änderung des Membranpotentials von außen nach innen (in die Nervenzellfortsätze) oder umgekehrt leiten können. Im Folgenden ist die Anzahl offener Na+- und K+-Kanäle pro µm2 Membran-Fläche (rechts) sowie das damit verbundene Aktionspotential (= Änderung des Membranpotentials, Vm) in Millivolt (mV, links) dargestellt. Auf der Abszisse ist die Zeit in Millisekunden (ms) abgetragen.

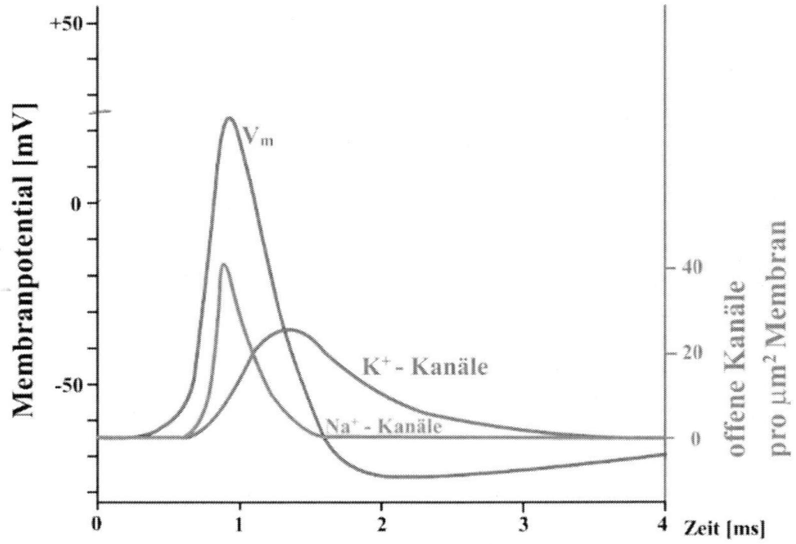

Welche Aussage lässt sich aus diesen Informationen ableiten?

(A) Die Öffnung der Natrium-Kanäle geschieht nach Änderung des Membranpotentials, noch später allerdings kommt es zur Öffnung der Kalium-Kanäle.

(B) Die Natrium-Kanäle reagieren langsamer auf die Änderung des Membranpotentials als die Kalium-Kanäle.

(C) Nach etwa 5 Millisekunden hat sich das leicht erniedrigte Membranpotential nach der positiven Phase wieder auf den ursprünglichen Wert eingependelt.

(D) Zur besten Zeit sind über 60 Natrium- oder Kaliumkanäle gleichzeitig geöffnet pro µm2 Membran-Fläche.

(E) Das Aktionspotential führt in dieser Versuchsanordnung zu einer Potential-Änderung über der Membran von über 80 mV.

52) Nach einem Schädel-Hirn-Trauma befindet sich das Gehirn in einem Ausnahmezustand, der zu physiologischen Veränderungen im Gehirn führt. Im Folgenden dargestellt sind das Blutvolumen, das sich im Hirn befindet (CBV = Cerebrales Blutvolumen in Milliliter, oben), der durchschnittliche Gefäßdurchmesser von kleinen Gehirn-Arterien (CVD = cerebraler vaskulärer Diameter in Mikrometer, Mitte) sowie der Blutfluss durch das Gehirn (CBF = Cerebraler Blutfluss in Milliliter pro Minute, unten). Diese drei Parameter sind jeweils in Abhängigkeit vom Blutdruck im Gehirn (CPD = Cerebraler Perfusions-Druck in mmHg, alle Abszissen) aufgetragen.

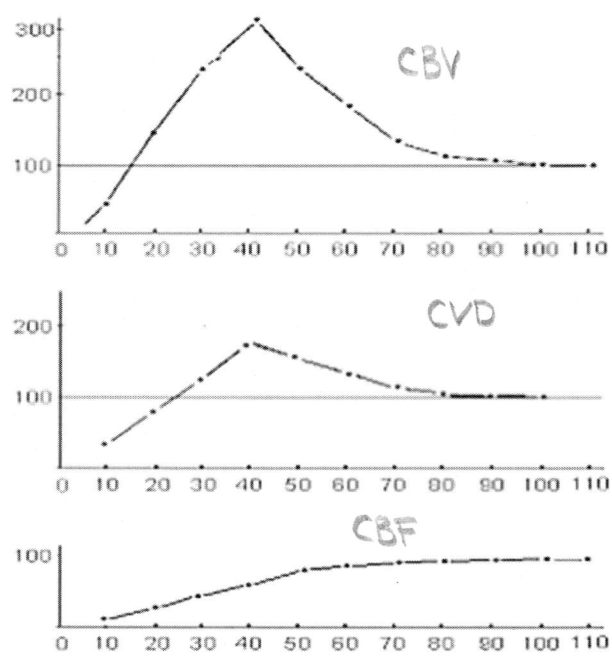

Welche der folgenden Aussagen lässt sich aufgrund dieser Angaben herleiten?

(A) Mit zunehmendem CBF nehmen auch CBV und CVD zu.
(B) CBV erreicht einen Maximalwert von bis zu 400 ml.
(C) Ab einem CPD von 90 - 110 mmHg erreichen CBV und CVD ihre Minimalwerte.
(D) Mit abnehmendem CPD nimmt CBF kontinuierlich ab, nicht aber CVD oder CBV.
(E) Ein schweres Schädel-Hirn-Trauma bedarf sofortiger medizinischer Hilfe und intensivmedizinischer Überwachung, weil es eine häufige Ursache für Hirnblutungen darstellt.

53) 22 Patienten mit zyanotischem Herzfehler wurden einer Herzoperation unterzogen. Im zeitlichen Verlauf vor und nach der Operation maß man Albuminkonzentration (Diagramm links, Ordinate: Albumin-Konzentration im Urin in mg/ml, Abszisse: Zeitlicher Verlauf) sowie die Aktivität des Enzyms NAGase (Diagramm rechts, Ordinate: Aktivität des Enzyms NAGase in U/g, Abszisse: zeitlicher Verlauf). *1, *2, *4 und *5 sind Patienten mit Niereninsuffizienz, *3 ist ein Patient mit Leberinsuffizienz.

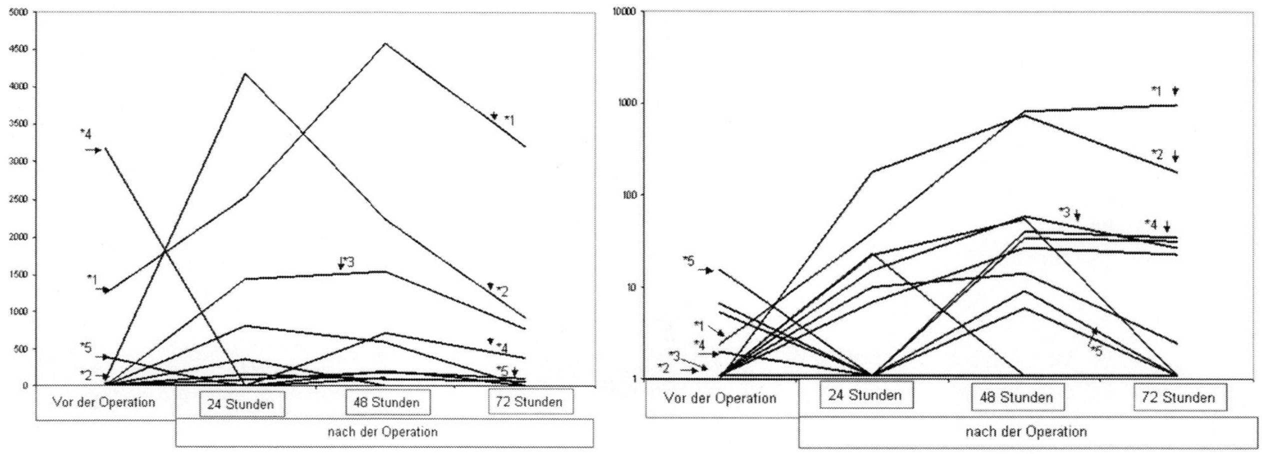

Welche Aussage lässt sich aus diesen Informationen nicht ableiten?

(A) 75% der Patienten mit Niereninsuffizienz haben vor der Operation ein höheres Albumin im Urin als alle Patienten ohne Niereninsuffizienz, der Patient mit Leberinsuffizienz eingeschlossen.
(B) Der Patient mit der Leberinsuffizienz entwickelt nach der Operation ein höheres Albumin als 50% der Patienten mit Niereninsuffizienz, auch die Aktivität des Enzyms NAGase befindet sich nach der Operation die gesamte beobachtete Zeit über dem Wert von 50% der Patienten mit Niereninsuffizienz.
(C) Die meisten Probanden der Studie haben nach der Operation eine erhöhte Aktivität der NAGase (> 5 U/g), während das Albumin im Urin nach der Operation bei den meisten Patienten verringert ist (< 1'000 mg/ml).
(D) Pat *1 hat 3 Tage nach der Operation eine um mehr als den Faktor 10 höhere Aktivität der NAGase als der Patient *4.
(E) Die Operation hatte bei den meisten untersuchten Patienten, unabhängig davon ob eine Nieren- oder Leberinsuffizienz bestand, eine Veränderung der Albuminkonzentration im Urin um ≥10% und/oder der Aktivität der NAGase um ≥10% zur Folge.

54) Ein radioaktives Nuklid zerfällt gemäß der folgenden Formel:

$$N(h) = N0 * (\frac{1}{2})h$$

Wobei:

- N(h): Funktionszeichen
- N = Menge an übrigbleibendem Element
- h = Menge der Halbwertszeiten (HWZ), wobei eine HWZ die Zeitspanne ist, in der ein radioaktives Nuklid zur Hälfte zerfallen ist
- N0: Menge des radioaktiven Nuklids vor Beginn des Zerfalls

Welcher der folgenden Graphen stellt diesen Zusammenhang richtig dar?

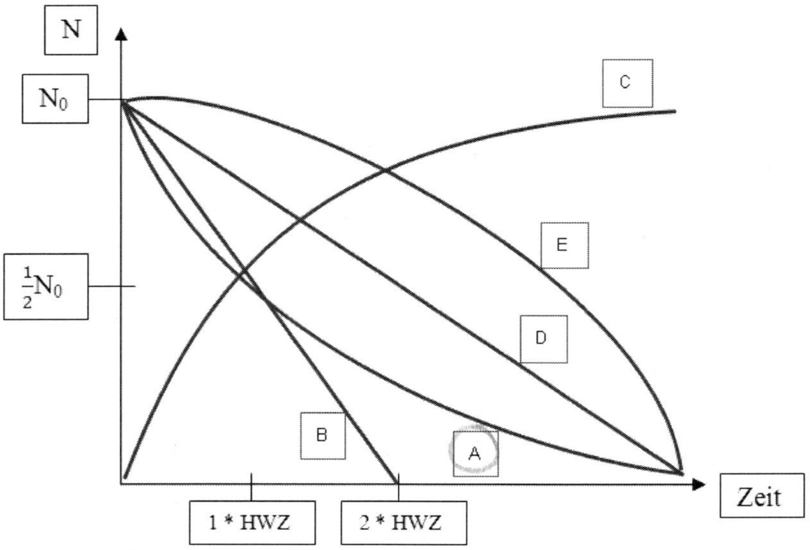

55) Die Elektronenaufteilung innerhalb eines Atoms wird in der Chemie häufig durch die Quantenzahlen beschrieben: n steht dabei für die Hauptquantenzahl, l für die Nebenquantenzahl, m für die magnetische Quantenzahl und s für die Spinquantenzahl. Ein Ablesebeispiel: Atome mit der Hauptquantenzahl 3 und der Nebenquantenzahl 1 haben 3 Magnetquantenzahlen (-1, 0 und +1) und besitzen 6 Quantenzustände (Die rechte Zahl der Anzahl der Quantenzustände ergibt sich aus der Summe aller Quantenzustände pro Quantenzahl = Gesamtquantenzustände).

Schale	*n*	*l*	Orbitaltyp	*m*	*s*	Anzahl der Quantenzustände	
K	1	0	1s	0	±1/2	2	2
L	2	0	2s	0	±1/2	2	8
		1	2p	-1 0 +1	±1/2	6	
M	3	0	3s	0	±1/2	2	18
		1	3p	-1 0 +1	±1/2	6	
		2	3d	-2 -1 0 +1 +2	±1/2	10	
N	4	0	4s	0	±1/2	2	32
		1	4p	-1 0 +1	±1/2	6	
		2	4d	-2 -1 0 +1 +2	±1/2	10	
		3	4f	-3 -2 -1 0 +1 +2 +3	±1/2	14	

Welche Aussage lässt sich aus diesen Informationen nicht ableiten?

(A) Die Anzahl der Gesamtquantenzustände berechnet sich mit der folgenden Formel: 2 * (Hauptquantenzahl)^2.

(B) Es gibt immer die doppelte Anzahl an Quantenzuständen wie Anzahl an Magnetquantenzahlen ausgenommen bei Nebenquantenzahlen von 0.

(C) Die Anzahl der Magnetquantenzahlen berechnet sich mit der Formel: (Nebenquantenzahl * 2) + 1.

(D) Mit zunehmender Anzahl Nebenquantenzahlen nehmen auch die Anzahl Quantenzustände linear zu.

(E) Die durchschnittliche Anzahl Quantenzustände für Hauptquantenzahlen zwischen 1 und 4 beträgt 15.

56) Im Folgenden dargestellt sind Druckverhältnisse im Herzen und umgebenden Strukturen (oberer Teil), Blutvolumen in der linken Herzkammer in Milliliter (Zweitoberster Teil), Elektrokardiogramm (EKG, zweitunterster Teil) sowie Herztöne S1 bis S4 (unterster Teil) im Rahmen einer Herzaktion (Abszisse: Zeit in Millisekunden (ms)). Die Zahlen 1 – 7 sowie Systole/Diastole stehen für die verschiedenen Phasen einer Herzaktion.

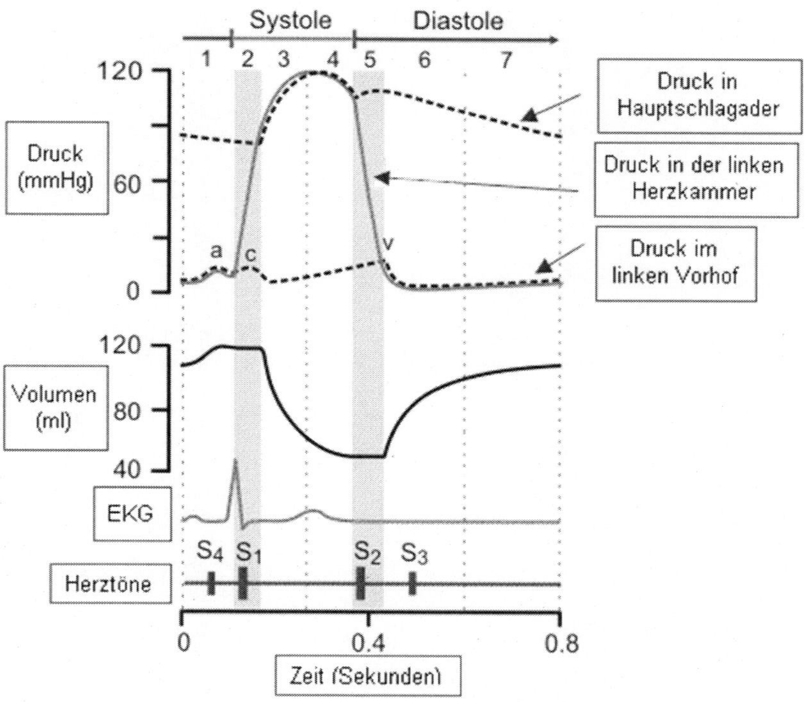

Welche der folgenden Aussagen ist bezüglich dieser Angaben nicht herleitbar?

(A) Kurz nach dem Maximalausschlag des EKG kommt es zu einer Zunahme des Druckes in der linken Herzkammer.

(B) Etwa 50 ms nach S1 ist der Druck in der linken Herzkammer gleich hoch wie der Druck in der Hauptschlagader und es kommt zu einer Verminderung des Volumens in der linken Herzkammer.

(C) Gleichzeitig mit S2 hat die linke Herzkammer sämtliches Blut entleert.

(D) S4 tritt kurz nach dem dritthöchsten EKG-Ausschlag auf und fällt zusammen mit einem minimalen Anstieg des Druckes in der linken Herzkammer sowie im linken Vorhof.

(E) Der Druck in der Hauptschlagader ist während der hier aufgezeichneten Herzaktion immer höher als der Druck im linken Vorhof, anders der Druck in der linken Herzkammer: Dieser ist teilweise höher als der Druck in der Hauptschlagader und teilweise tiefer als der Druck im linken Vorhof.

57) Im Folgenden sind der Zusammenhang zwischen Herzminutenvolumen (Ordinate: Volumen an Blut, dass das Herz innerhalb einer Minute in den Körper befördert in Liter pro Minute) und enddiastolischem Druck in der linken Herzkammer (Abszisse: Druck am Ende der Diastole in der linken Herzkammer in mmHg) graphisch dargestellt.

Patienten, die mit Nitraten und Diuretika behandelt werden, neigen zu tiefem Herzminutenvolumen (was unter 2,5 Liter/Minute zu Symptomen wie Atemnot führen kann) und hohem endiastolischen Druck in der linken Herzkammer (was über 18 mmHg zu einer Lungenstauung führen kann). Werden diese beiden Bedingungen gleichzeitig erfüllt, kommt es zum Herzversagen. Dies kann mit verschiedenen Medikamenten korrigiert werden. Zudem ist eine Kontrollkurve bei einem gesunden Probanden aufgetragen.

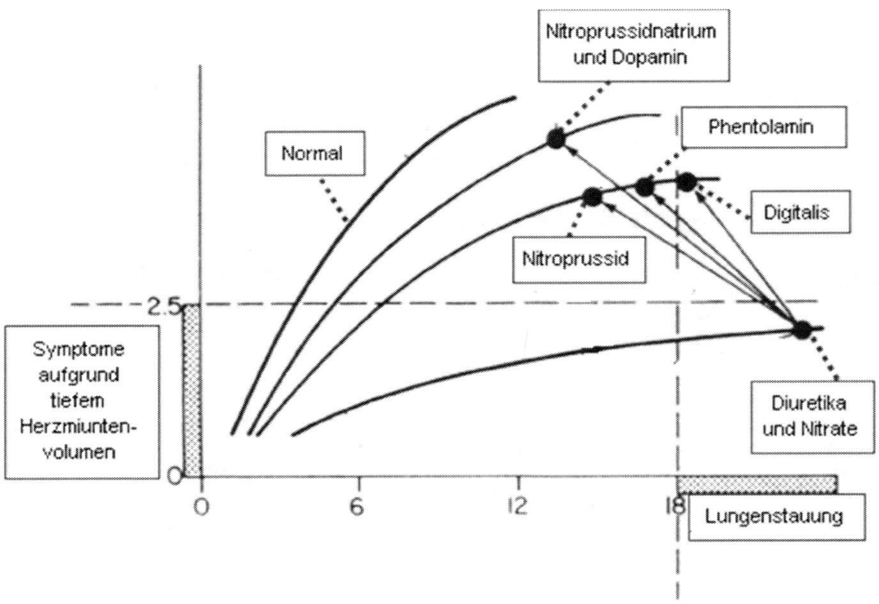

Welche der folgenden Aussagen lässt sich anhand dieser Angaben nicht herleiten?

(A) Bei allen Medikamentenkombinationen kann es bei zu tiefem enddiastolischem Druck zu einem Herzversagen kommen, einschließlich bei gesunden Probanden.

(B) In der alleinigen Anwendung von Nitroprussid, Digitalis und Phentolamin besteht insbesondere ein Effekt auf das enddiastolische Volumen, während alle drei Medikamente einen ähnlich starken Effekt auf das Herzminutenvolumen zeigen.

(C) Ein gesunder Proband erreicht bei einem enddiastolischen Volumen von 12 mmHg etwa ein Herzminutenvolumen von etwa 5 Liter pro Minute.

(D) Probanden unter Nitroprussidnatrium und Dopamin erreichen unter den medikamentös behandelten Patienten die höchsten Herzminutenvolumina (Im Rahmen der hier untersuchten Medikamente).

(E) Mit sinkendem enddiastolischem Volumen in der linken Herzkammer kommt es zu einem verminderten Herzminutenvolumen über einen gewissen Bereich des Graphen.

58) In einer Studie an Ratten wurden 5 Medikamente und ihre Wirkung auf Blutdruck (Blood Pressure in mmHg) und Herzfrequenz (Heart Rate in Schlägen pro Minute) untersucht (eine Gruppe an Ratten erhielt das Medikament 1, eine andere Gruppe erhielt das Medikament 2 und so weiter). Auf der Abszisse ist die Zeit in Minuten nach Verabreichung des Medikaments abgetragen, auf der Ordinate die Änderung des jeweiligen Parameters (so bedeutet zum Beispiel, dass die Tiere der Phentolamin-Gruppe 10 Minuten nach Einnahme von Phentolamin eine durchschnittliche Blutdrucksenkung von 80 mmHg erfuhren).

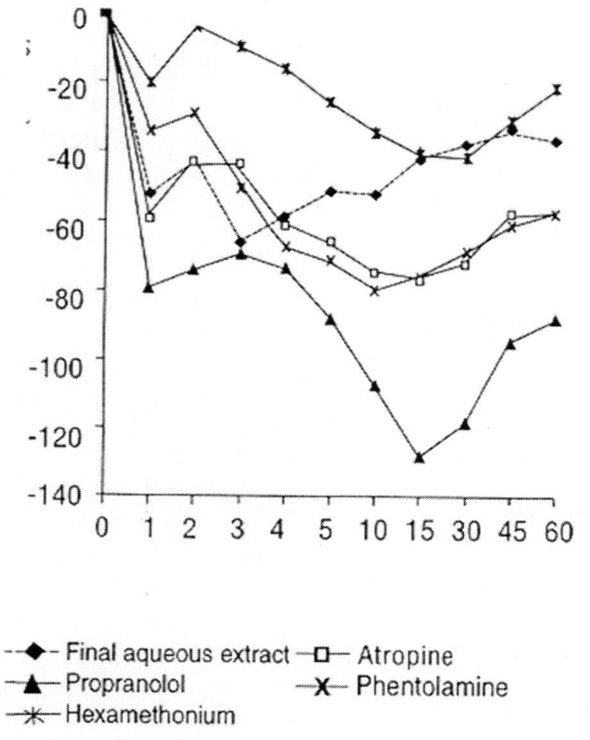

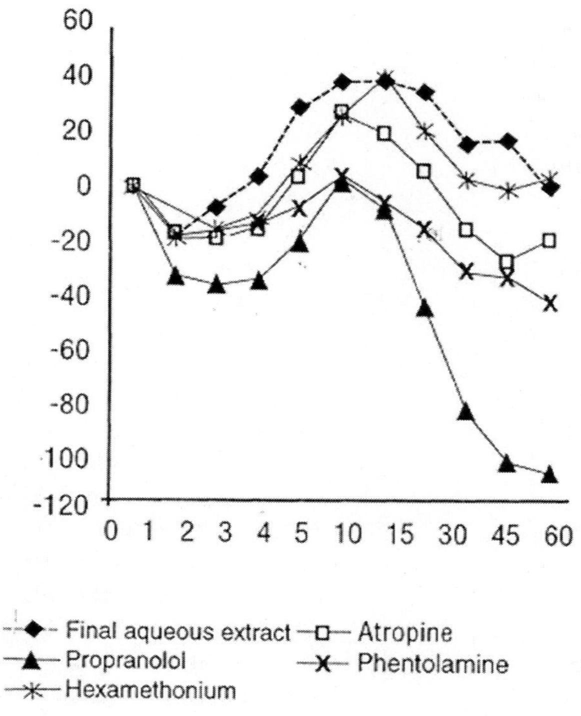

Welche der folgenden Aussagen lässt sich anhand dieser Angaben nicht herleiten?

(A) Während „final aqueous extract“ und Hexamethonium zu keiner wesentlichen Senkung der Herzfrequenz nach Ablauf einer Stunde führte, hatten alle getesteten Medikamente eine Senkung des Blutdruckes zur Folge.

(B) Propranolol hatte während des ganzen Zeitverlaufs den stärksten Effekt bezüglich Herzfrequenz und Blutdruck.

(C) Nach 15 Minuten führt Atropin zu einer Blutdrucksenkung von 80 mmHg, während dieselbe Senkung durch Propranolol schon 14 Minuten früher erreicht wird.

(D) Alle Ratten der Hexamethonium-Gruppe erfuhren nach 2 Minuten eine Blutdrucksenkung.

(E) 3 Minuten nach Studienbeginn hat das „Final aqueous extract“ den zweitstärksten Effekt auf die Blutdrucksenkung, nach Ablauf einer Stunde aber nur noch den zweitschwächsten.

59) 4 Patientengruppen wurden über 10 Jahre beobachtet: Die erste Gruppe bestand aus 300 Patienten, die eine Hornhauttransplantation erhielten; die zweite Gruppe aus 150 Patienten, die ebenfalls eine Hornhauttransplantation erhielten, aber ein sogenanntes Hochrisikoprofil aufwiesen (z.B. Gefäßeinwachsen in die Hornhaut vor der Transplantation), die dritte Gruppe bestand aus 200 Patienten, die eine Nierentransplantation erhielten und die 4. Gruppe aus 200 Patienten, die eine Lebertransplantation erhielten. Auf der Ordinate ist die prozentuale Anzahl der Überlebenden pro Gruppe gekennzeichnet.

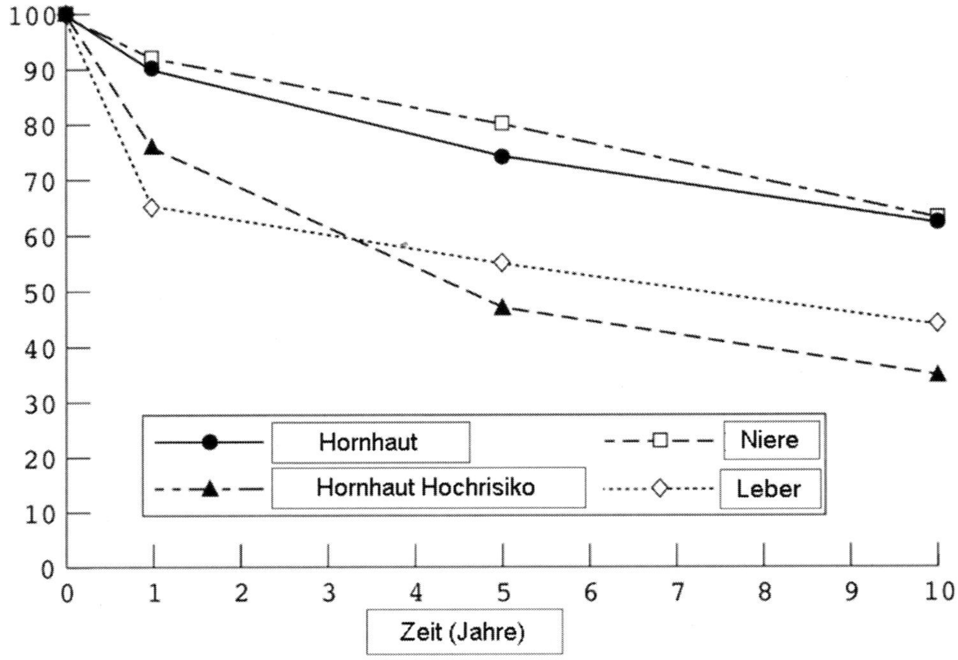

Welche der folgenden Aussagen lässt sich aufgrund dieser Angaben nicht herleiten?

(A) Ab etwa 4 Jahren haben Lebertransplantierte in dieser Studie durchschnittlich eine höhere Überlebenswahrscheinlichkeit als Hochrisikopatienten mit Hornhaut-Transplantation.

(B) Nach zehn Jahren leben noch mehr Patienten, die eine Hornhaut transplantiert bekamen als Leber- und Nierentransplantierte zusammen.

(C) Bei den Hochrisiko-Hornhaut-Patienten sterben im ersten Jahr die meisten der Patienten, die im gesamten Beobachtungsraum sterben.

(D) Insgesamt sind nach 10 Jahren etwa 375 Patienten gestorben.

(E) Nach 5 Jahren hat die Hochrisiko-Hornhaut-Gruppe die niedrigste Überlebenswahrscheinlichkeit, gefolgt von der Leber-Gruppe, gefolgt von der Normal-Hornhaut-Gruppe, gefolgt von der Nieren-Gruppe.

60) Graphisch dargestellt sind im Folgenden die Immigrations- und Emigrationszahlen der Schweiz (Ordinate), unterschieden nach Herkunftsland/-Region zwischen 1991 und 2008 (Abszisse). Positive Zahlen stehen für Netto-Einwanderung, negative Zahlen für Netto-Auswanderung.

Erster Balken: Ex-Jugoslawien (ohne Slowenien); zweiter Balken: EU; dritter Balken: Deutschland; vierter Balken: Frankreich; fünfter Balken: Italien; sechster Balken: Spanien; siebter Balken: Portugal; achter Balken: Außereuropa; der graue Hintergrundbalken steht für die gesamte Immigrationszahl im betreffenden Jahr.

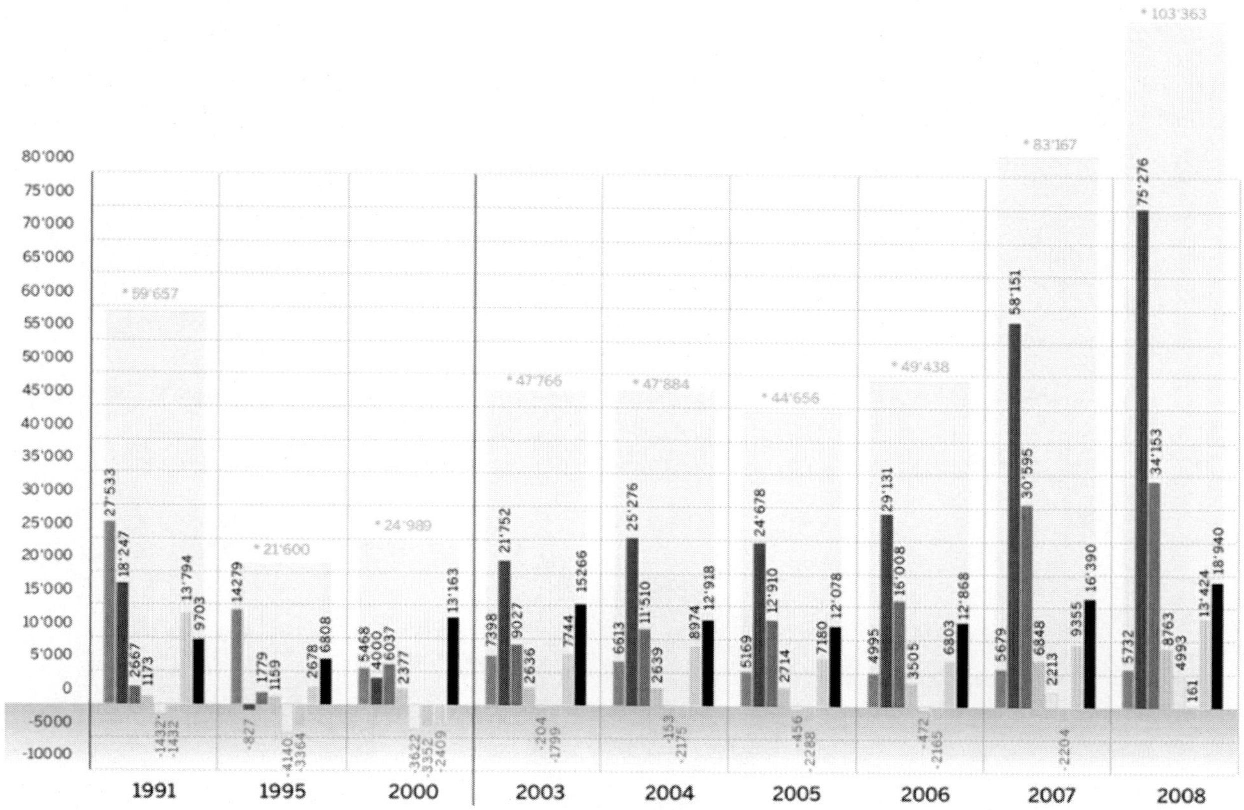

Welche Aussage lässt sich aus diesen Informationen ableiten?

(A) 1991 sind genau gleich viele Spanier wie Italiener aus der Schweiz ausgewandert.
(B) Der Anteil der slowenischen Einwanderer macht bis auf das Jahr 2000 mehr als 50% der gesamten Einwanderer aus.
(C) 2008 hat es eine Zunahme der Nettoeinwanderung von mehr als 600% gegeben verglichen mit 1995.
(D) Ab dem Jahr 2000 gab es während aller beobachteten Jahre eine Zunahme der Nettozuwanderung aus der EU.
(E) Keine dieser Aussagen ist richtig.

61) Anzeigen auf Verdacht einer Berufskrankheit, anerkannte Berufskrankheiten und neue Berufskrankheiten im Jahr 2003 in Zürich (oberes Diagramm) sowie tödliche Arbeitsunfälle und Todesfälle durch Berufskrankheiten 2003 in Zürich (unteres Diagramm; N = Anzahl Betroffener) sind im Folgenden dargestellt:

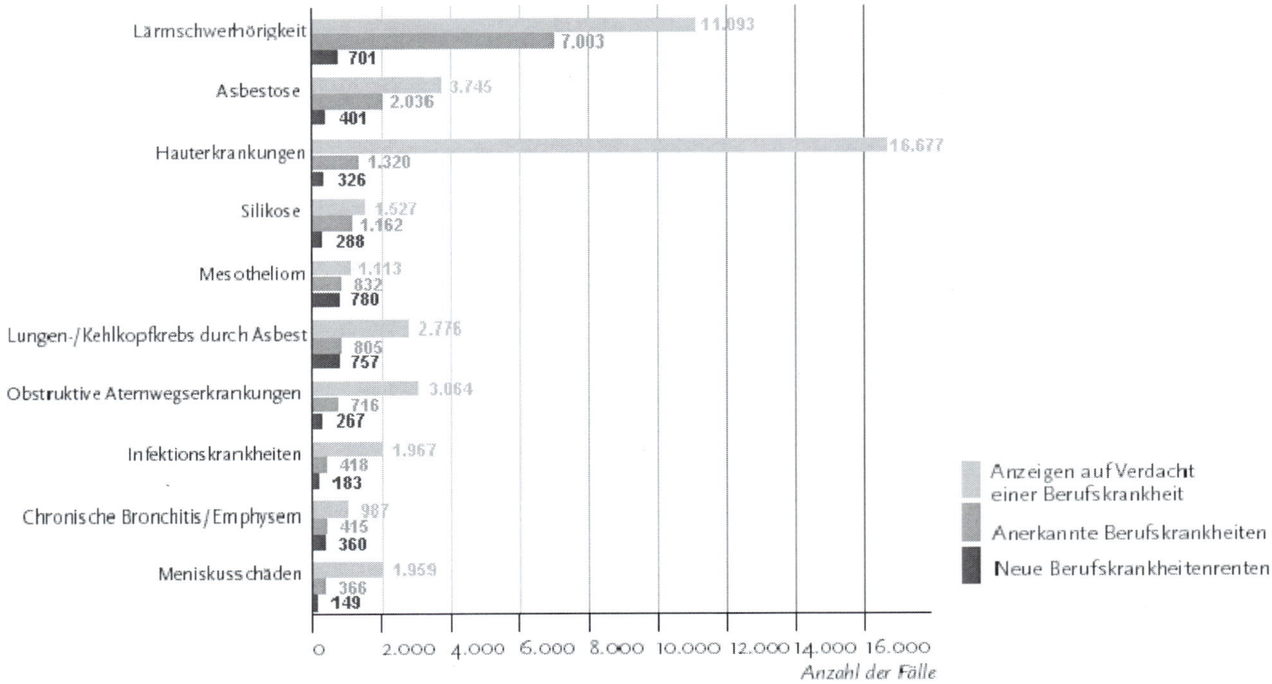

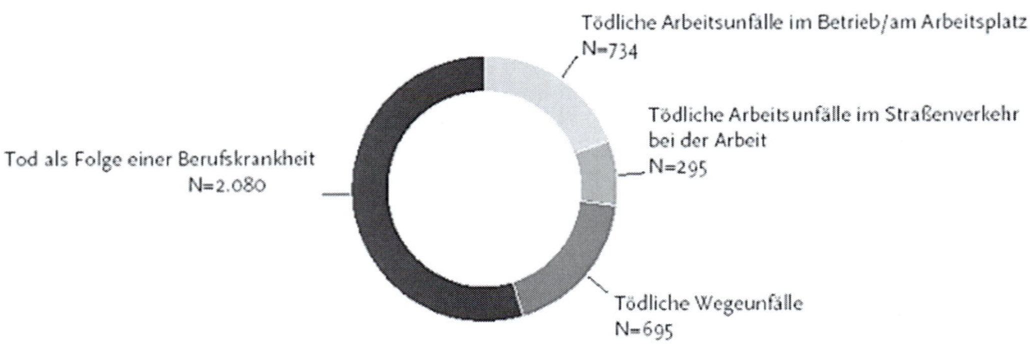

Beurteilen Sie folgende Aussagen:

I. 2003 ist die Anzahl an Anzeigen auf Verdacht einer Berufskrankheit für alle Arten von Berufskrankheiten zahlreicher als die Anzahl der anerkannten Berufskrankheiten.

II. 2003 hatten die tödlichen Arbeitsunfälle im Betrieb/am Arbeitsplatz einen Anteil von ungefähr 20% an den tödlichen Arbeitsunfällen und Todesfällen durch Berufskrankheiten.

III. Weniger als 1% aller Anzeigen auf Verdacht einer Berufskrankheit, anerkannten Berufskrankheiten und neuen Berufskrankheiten im Jahr 2003 führten zum Tod.

Welche der Aussagen lässt bzw. lassen sich aus diesen Informationen nicht ableiten?

(A) Nur Aussage III ist nicht ableitbar.
(B) Nur Aussage II ist nicht ableitbar.
(C) Nur die Aussagen II und III sind nicht ableitbar.
(D) Nur die Aussagen I und III sind nicht ableitbar.
(E) Alle Aussagen sind nicht ableitbar.

62) Will man bei einem Patienten die grenzwertige Nieren-Phosphat-Konzentration (normalized renal threshold phosphate concentration: bevor ein toxisches Phosphat-Level in den Nieren erreicht wird) bestimmen, kann das mit einem Nomogramm gemacht werden. Folgendermaßen geht man vor: Auf der linken Seite des Diagramms setzt man einen Punkt auf die aktuelle Plasma-Phosphat-Konzentration (actual plasma phosphate concentration), entweder in der Einheit mg/100 ml (linke Skala) oder mmol/l (rechte Skala). In der mittleren diagonalen Achse wird dann ein Punkt gesetzt auf die aktuelle TRP (= tubuläre Phosphat-Reabsorption, rechte Skala) oder den Quotienten aus CPO4 und CCreat (= Clearance von PO4 (Phosphat) bzw. von Creatinin, linke Skala). Durch verbinden dieser zwei Punkte erhält man eine Gerade, die, wenn sie nach rechts verlängert wird, die rechte Achse bei einem bestimmten Punkt schneidet; an genau diesem Punkt kann nun die grenzwertige Nieren-Phosphat-Konzentration abgelesen werden (wieder in 2 verschiedenen Einheiten).

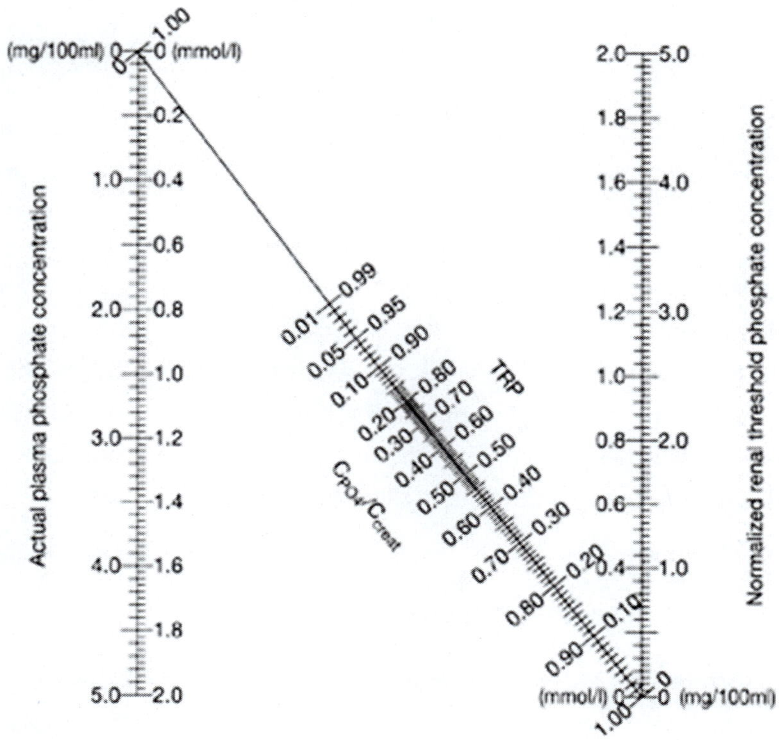

Welche Aussage ist in Bezug auf die im Nomogramm bestimmten Werte falsch?

(A) Patienten mit einer höheren aktuellen Plasma-Phosphat-Konzentration in mg/100 ml haben stets auch eine höhere aktuelle Plasma-Phosphat-Konzentration in mmol/l.

(B) Patienten mit einer hohen aktuellen Plasma-Phosphat-Konzentration haben in jedem Fall eine höhere grenzwertige Nieren-Phosphat-Konzentration als Patienten mit niedriger aktueller Plasma-Phosphat-Konzentration.

(C) Die grenzwertige Nieren-Phosphat-Konzentration bei einem Patienten mit doppelt so hohem CCreat wie CPO4 hat bei einer aktuellen Plasma-Phosphat-Konzentration von 1.5 mg/100 ml beträgt etwa 0.75 mg/100 ml.

(D) Wenn die Creatinin-Clearance mehr als 100 mal größer als die PO4-Clearance ist, ist bei einer aktuellen Plasma-Phosphat-Konzentration von 4 mg/100 ml kein Wert für die grenzwertige Nieren-Phosphat-Konzentration bestimmbar in dem Nomogramm.

(E) Ist die Creatinin-Clearance genau gleich groß wie die CPO4-Clearance, ist die grenzwertige Nieren-Phosphat-Konzentration stets 0 mmol/l.

63) Eine Sole (Salzlösung) befindet sich in einem abgeschlossenen Hohlraum unter der Erde. Die Wände dieses Hohlraums werden von der Sole angegriffen, was nach und nach zu einer zunehmenden Ablösung der erdigen Hohlraumwand führt. Dadurch vergrößert sich der Hohlraum. Die Feststoff-Anteile der Hohlraumwand sinken an den Hohlraumboden (Sediment), die salzigen Anteile lösen sich im Wasser und führen nach und nach zu einer höheren Salzkonzentration in der Sole. In den folgenden beiden Diagrammen sind diese Zusammenhänge graphisch festgehalten:

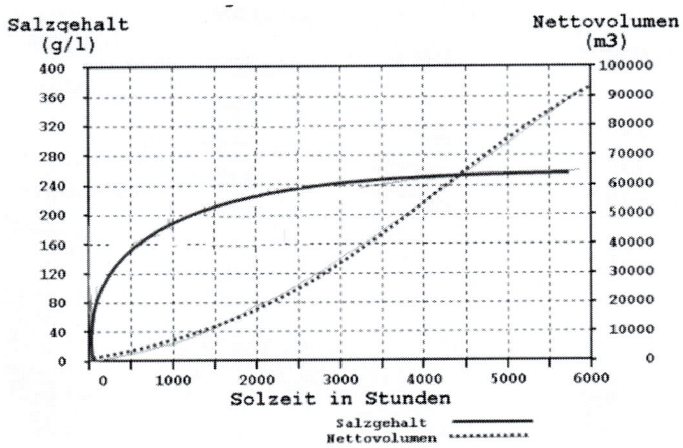

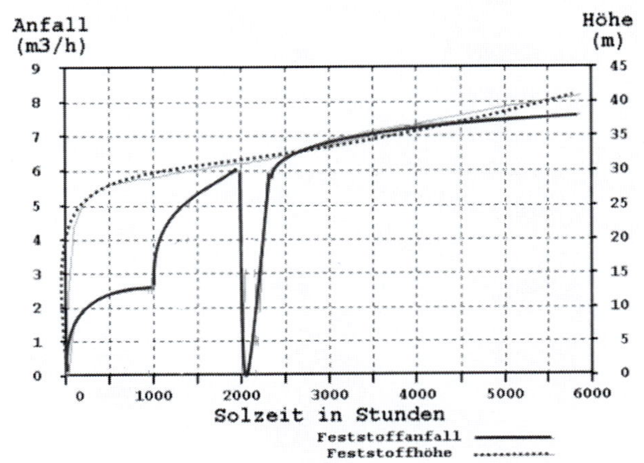

Wobei:

- Salzgehalt (g/l): Konzentration der Sole
- Nettovolumen (m³): Volumen des Hohlraums (Feststoffschicht einbegriffen)
- Anfall von Feststoffen (m³/Stunde): Menge an Sediment, das sich pro Stunde von der Wand ablöst
- Höhe (m): Höhe der Feststoffschicht (Sedimentschicht), vom Hohlraumgrund aus gemessen
- Solzeit in Stunden: Zeit, die sich die Sole in diesem Hohlraum befindet

Welche Aussage lässt sich aus diesen Informationen ableiten?

(A) Zu Beginn der Solzeit vergrößert sich vor allem das Nettovolumen des Hohlraums, während der Salzgehalt zu Beginn relativ lange konstant bleibt oder nur schwach ansteigt.

(B) Hat die Höhle in etwa ein Volumen von 50'000 m³ erreicht, ist die Höhe der Sedimentschicht ca. 7 Meter hoch.

(C) Wenn man von keinen anderen Einflüssen als der der Sole ausgeht, könnte die Höhlenwand unterschiedlich dicht und/oder stabil sein.

(D) Wenn nach 2'000 Stunden Solzeit ein Anfall von 0 m³/Stunde erreicht wird, hat die Höhle ein Nettovolumen von ca. 80 m³.

(E) Nach 10'000 Stunden hat die Sole einen Salzgehalt von beinahe 280 g/l erreicht.

64) Zyanid (CN) ist schon in kleinen Dosen ausgesprochen giftig für den Menschen, so muss Industrieabwasser als auch Grundwasser aufbereitet werden, um die Zyanid-Konzentration und somit die toxische Belastung für den Menschen so klein wie möglich zu halten. Dies wird möglich mittels UV-Oxidation; das Wasser – und mit ihm die enthaltenen Zyanid-Moleküle – werden durch einen Hochenergie-UV-Spot bestrahlt, was zu einem chemischen Abbau der Zyanid-Moleküle führt. Neben dem Zyanid-Abbau kommt es auch zu einem Abbau der ebenfalls unerwünschten Kohlenstoffverbindungen im Wasser (TOC = Total organic Carboxyd). Es werden üblicherweise zwei Arten von Spots eingesetzt: B1- und B2-Spots, die sich in der abgegebenen UV-Energie unterscheiden (B1 Spots geben weniger Energie ab und können folglich pro Stunde weniger Volumen Wasser reinigen). Links ist der Zyanidabbau im Grundwasser (die durchgehenden vertikalen Linien repräsentieren verschiedene Zyanid-Grenzwerte, unter 10 µg/Liter wird das Wasser unbedenklich trinkbar) gegen den Energieeintrag in Watt pro Liter dargestellt; rechts der Zyanid- und TOC-Abbau in Industriewasser gegen die Bestrahlungsdauer in Stunden.

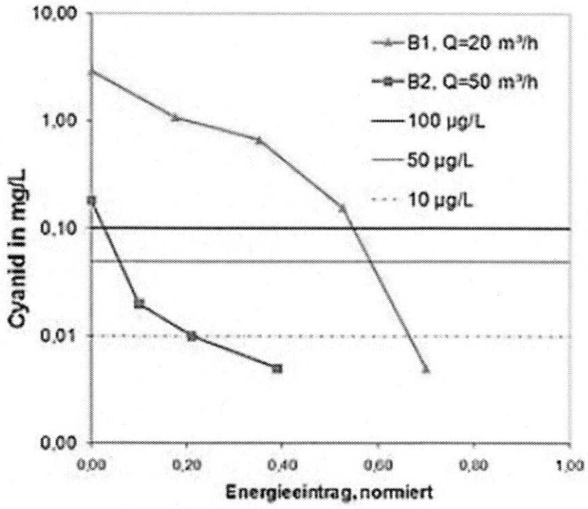

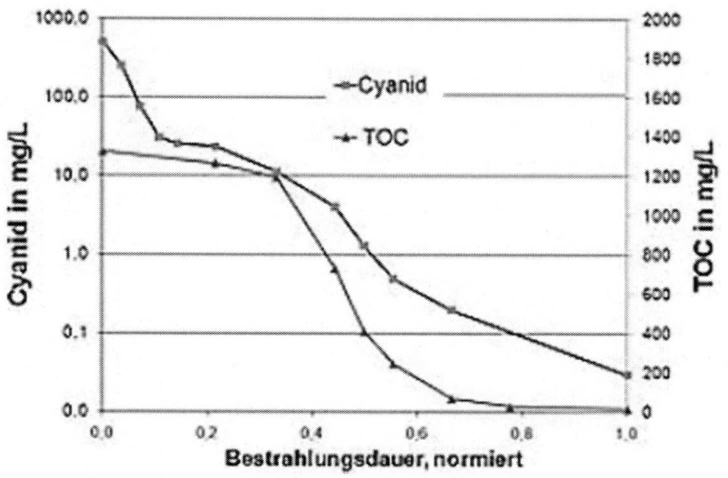

Welche der folgenden Aussagen ist bezüglich dieser Angaben herleitbar?

(A) In Industriewasser werden organische Kohlenstoffverbindungen ab der 24. Minute für 6 Minuten beinahe linear abgebaut, dies trifft für Cyanid-Ionen zu, etwa ab der 36. Minute.

(B) Mit dem Hochenergiespot wird die Trinkwassergrenze schneller erreicht als mit dem Niederenergiespot.

(C) Je weniger Zyanid-Moleküle sich im Wasser befinden, desto langsamer werden sie abgebaut.

(D) Während noch etwa 400 mg/l TOC im Industriewasser vorhanden sind, hat das Grundwasser unter Niederenergie-Bestrahlung noch nicht die gesetzlich vorgeschriebene Trinkwassergrenze erreicht.

(E) Keine der obigen Aussagen ist herleitbar.

65) Sie verschreiben einem Patienten ein Medikament A drei-mal pro Tag. Der Stoffwechsel baut das Medikament um zu den Metaboliten M1 und M2. Beachten Sie zudem, dass das Medikament nur ab einer minimalen Blutkonzentration von 0.005 mol/l eine Wirkung zeigt. Diese Zusammenhänge sind im Folgenden graphisch dargestellt (Ordinate zeigt die erreichten Konzentrationen im Blutplasma):

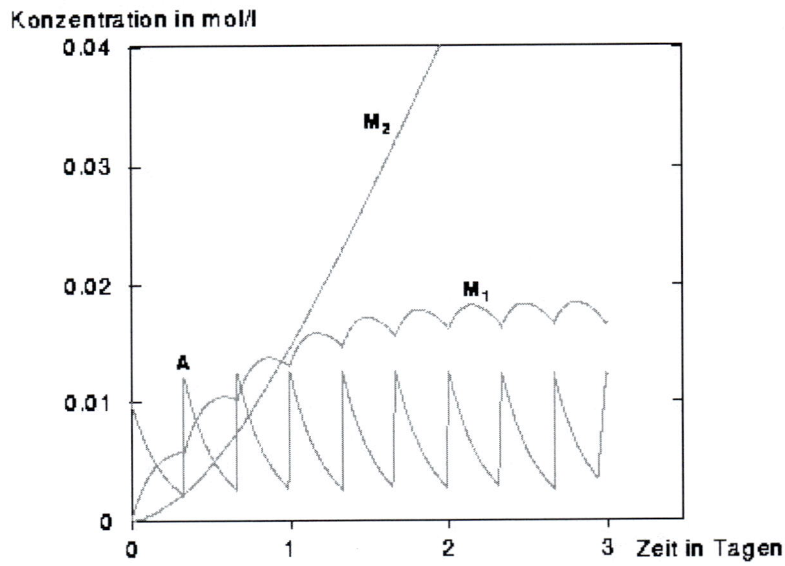

Welche der folgenden Aussagen ist bezüglich dieser Angaben herleitbar?

(A) M2 wird schneller ausgeschieden als M1.
(B) Das Medikament entfaltet weniger als 50% des Tages seine Wirkung.
(C) Das Medikament A wird schneller ausgeschieden als vom Körper aufgenommen.
(D) Schon nach einem halben Tag erreichen die beiden Metaboliten M1 und M2 zusammen höhere Blutplasmakonzentrationen als das Medikament A zu dieser Zeit.
(E) Einige Tage nach regelmäßiger Einnahme von A erreicht M2 toxische Spiegel im Blut..

66) Schwedische Männer, die einen Suizidversuch (= Selbstmordversuch) hinter sich hatten, wurden über 25 Jahre beobachtet und es wurde in regelmäßigen Zeitabständen kontrolliert, wie viele von ihnen noch leben. Die Patienten wurden gemäß dem psychiatrischen Krankheitsbild, an dem sie litten, in Gruppen eingeteilt (N = Anzahl Probanden pro Gruppe). Zudem rekrutierte man eine Referenzgruppe, deren Probanden keinen Suizidversuch und kein psychiatrisches Krankheitsbild aufwiesen. Auf der Ordinate ist das relative Überleben der jeweiligen Gruppe (1 = 100% der Gruppe leben noch) abgetragen, auf der Abszisse die Zeit in Jahren:

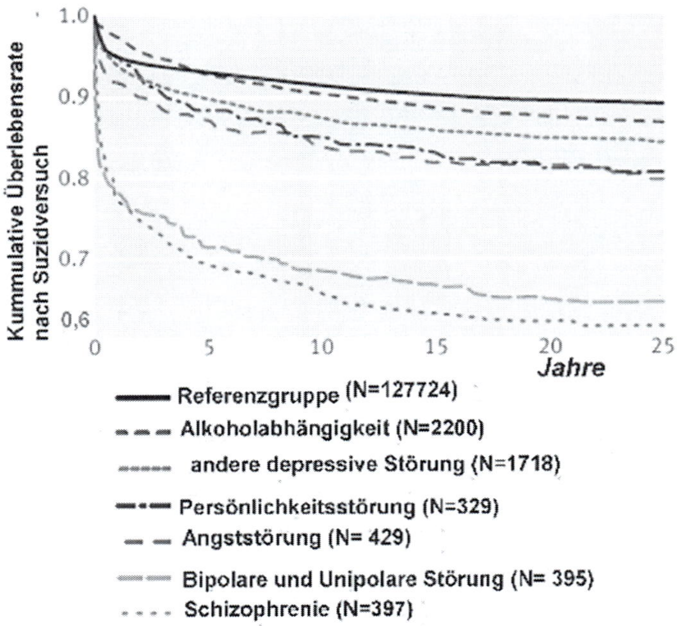

Welche der folgenden Aussagen ist bezüglich dieser Angaben nicht herleitbar?

(A) Nach 25 Jahren leben noch am meisten Probanden der Referenzgruppe verglichen mit den psychiatrischen Krankheitsbilder, in den ersten 5 Jahren sterben aber mehr Probanden der Referenzgruppe als die der Alkohol-Abhängigkeitsgruppe.

(B) Nach 25 Jahren leben relativ noch mehr als doppelt so viele Patienten der Bipolaren und Unipolaren-Störungs-Gruppe wie der Schizophrenie-Gruppe.

(C) Nach 25 Jahren sind etwa 66 Patienten der Persönlichkeitsstörungs-Gruppe verstorben.

(D) Die Gruppe mit den wenigsten Probanden ist die Persönlichkeitsstörungs-Gruppe.

(E) Die fünfthöchste Überlebenswahrscheinlichkeit in dieser Studie haben nach 13 Jahren die Probanden der Angststörungs-Gruppe.

67) Das menschliche Auge kann sich an sehr unterschiedlichen Helligkeitspegeln anpassen, diese Fähigkeit erlaubt uns, bei Tag als auch bei Nacht relativ gut zu sehen. Diese Fähigkeit wird als Adaptation bezeichnet und benötigt eine Zeitspanne bis zur Angewöhnung an die neue Situation: Bringt man einen Probanden nun vom Tageslicht in einen dunklen Raum und bestimmt ab dann mit der Zeit fortlaufend (Abszisse) die Mindestintensität des Lichtes, die für einen Seheindruck nötig ist (Ordinate), erhält man die Adaptationskurve des Auges.

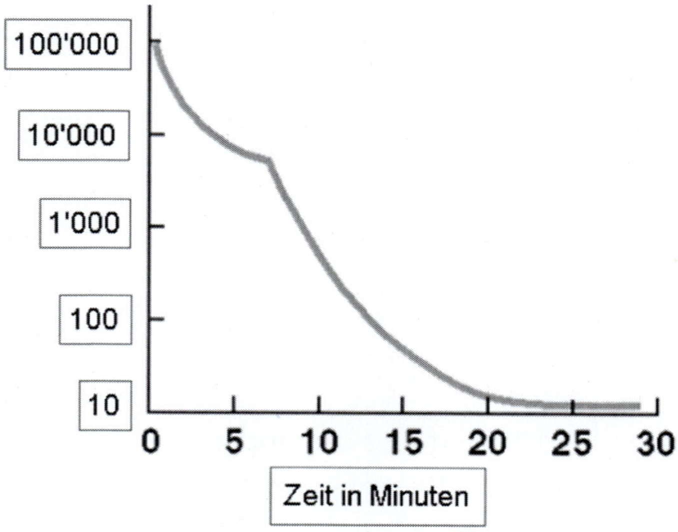

Welche der folgenden Aussagen lässt sich bezüglich dieser Angaben herleiten?

(A) Die Lichtintensität erreicht nach 25 Minuten beinahe 0.

(B) Über weite Strecken ist die Dunkelheitsadaptation gleich stark pro Zeit.

(C) Die Abnahme der Lichtempfindlichkeit des Auges pro Zeit ist am ausgeprägtesten in der ersten Minute nach Eintritt in die Dunkelheit sowie etwa zwischen 7 und 10 Minuten nach Eintritt in die Dunkelheit.

(D) Je tiefer die Lichtintensität wird, desto schneller adaptiert sich das Auge.

(E) Nach 25 Minuten ist das Auge 10'000 mal empfindlicher auf Licht als zu Beginn.

68) Magenkrebs stellt aufgrund des häufigen Auftretens, später Diagnosen und damit einhergehender schlechter Prognosen ein großes gesundheitsökonomisches Problem dar. Im Folgenden ist die Magenkrebshäufigkeit sowie Todesrate durch Magenkrebs für Männer und Frauen zwischen 1950 und 2000 auf Java (Bevölkerung 1950: 80 Millionen, fünfjährliche Bevölkerungszunahme 2 Millionen; Frau-Mann-Verhältnis = 1) dargestellt. Die Ordinate zeigt die Anzahl Betroffener/Gestorbener pro 100'000 Menschen.

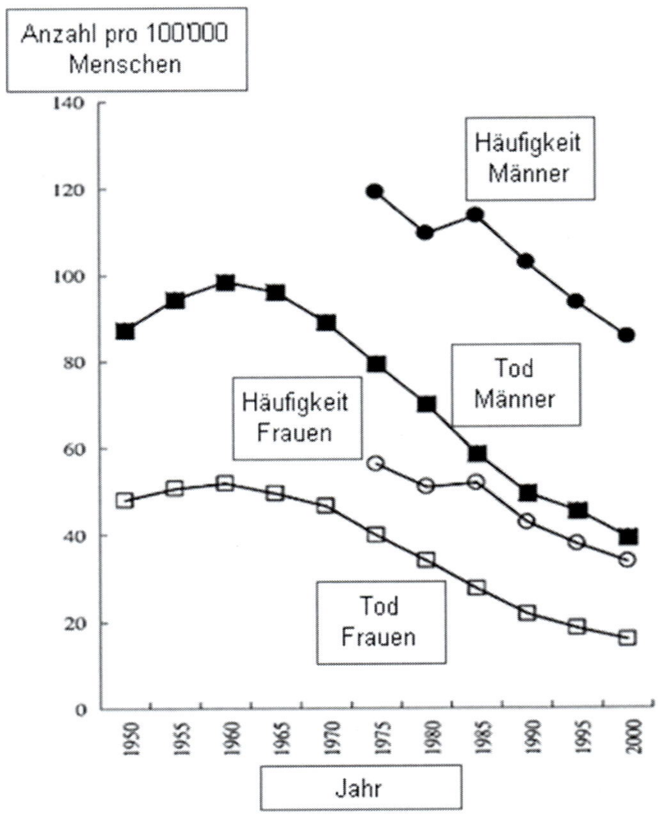

Welche Aussage lässt sich aus diesen Informationen ableiten?

(A) Die Häufigkeit von Magenkrebs hat seit 1975 kontinuierlich abgenommen.
(B) Im Jahr 2000 gibt es auf Java etwas mehr als 125'000 Menschen, die an Magenkrebs erkrankt sind.
(C) 1950 erkrankten etwa 20'000 Frauen neu an Magenkrebs.
(D) Vor 1960 war Magenkrebs eine weniger gefährliche Erkrankung als danach.
(E) Männer haben 1975 eine höhere Todesrate pro Anzahl Magenkrebsfälle als Frauen.

69) Im Folgenden ist für die Jahre 1991 und 1998 der prozentuale Anteil an Frauen dargestellt, die kein Sport oder mehr als 2 Stunden körperliche Aktivität pro Woche treiben. Die Frauen sind in verschiedene Altersgruppen für neue und alte Bundesländer Deutschlands aufgeteilt (Die negativen Prozentzahlen stehen für die prozentuale Anzahl Frauen, die kein Sport treibt):

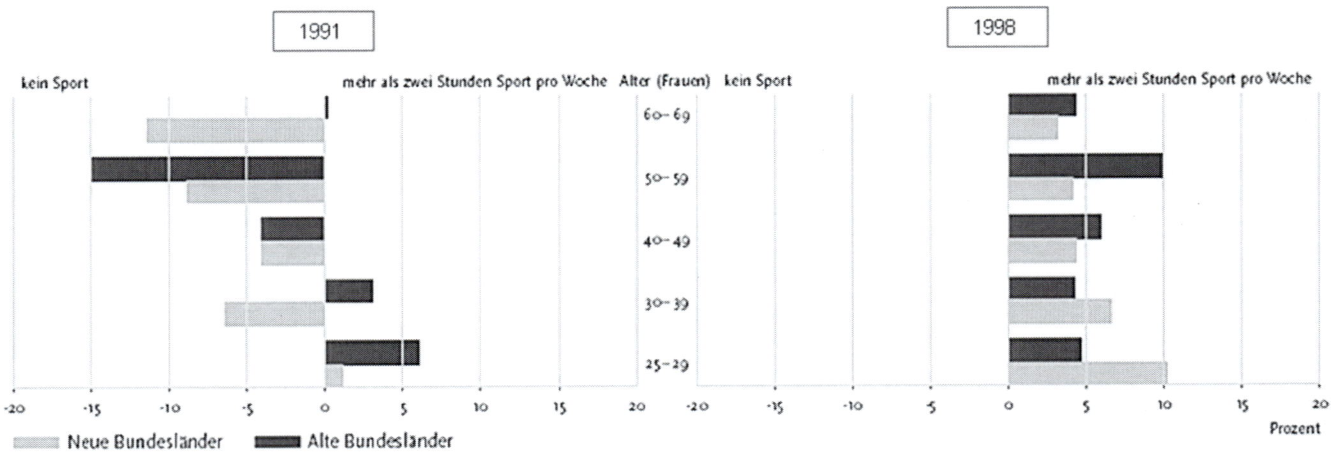

Welche der folgenden Aussagen lässt sich aufgrund dieser Angaben nicht herleiten?

(A) 1998 betreiben Frauen ab 40 Jahren in den alten Bundesländern häufiger zwei Stunden Sport pro Woche als Frauen in den neuen Bundesländern. Bei Frauen unter 40 Jahren ist dies umgekehrt.
(B) Die Anzahl mehr als zwei Stunden Sporttreibender Frauen hat von 1991 zu 1998 durchschnittlich zugenommen (unterstellt sei eine konstante Bevölkerung sowie ein konstanter Frauenanteil).
(C) Es lässt sich anhand dieser Graphik nicht sagen, wie viele 25 bis 29-jährige Frauen 1998 in den neuen Bundesländern mehr als 2 Stunden Sport pro Woche betreiben.
(D) Aus den neuen Bundesländern treiben 1991 nur 25 bis 29-jährige Frauen mehr als 2 Stunden Sport pro Woche (unter den aufgelisteten Altersgruppen).
(E) In den alten Bundesländern treiben 1998 beinahe 5% aller Frauen zwischen 60 und 69 Jahren mehr als zwei Stunden Sport pro Woche.

70) Folgend dargestellt ist die Inzidenz (= Anzahl Neuerkrankungen pro 100'000 Menschen pro Jahr, unterer Balken) sowie die Mortalität (= Anzahl Gestorbener pro 100'000 Menschen, oberer Balken) von Gebärmutterhalskrebs für verschiedene Länder Europas.

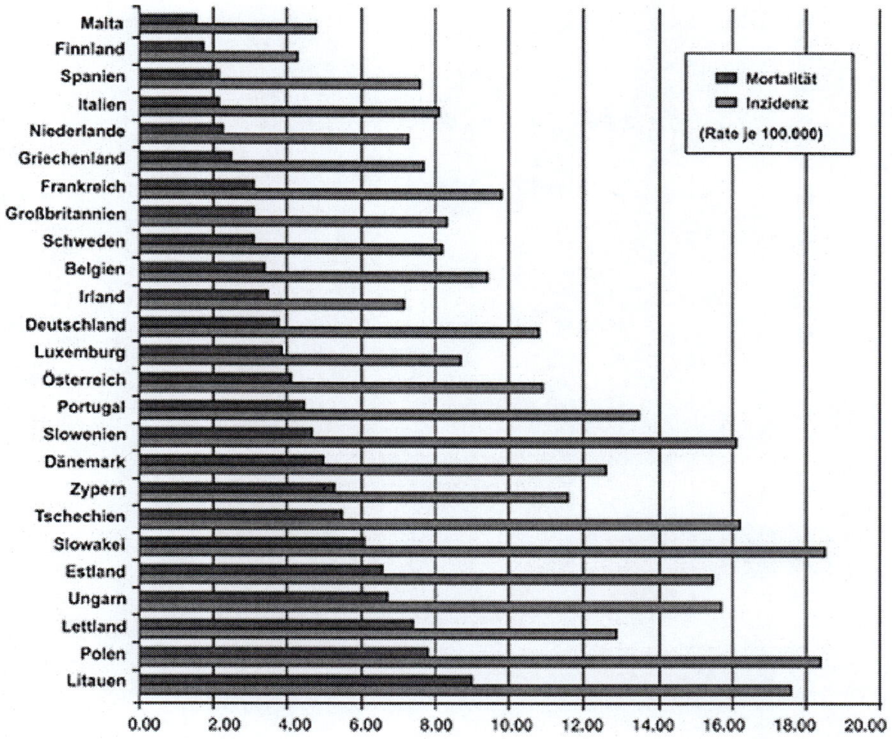

Welche der folgenden Aussagen lässt sich anhand dieser Angaben herleiten?

(A) Die höchste Inzidenz von Gebärmutterhalskrebs unter den aufgelisteten Ländern hat die Slowakei mit etwa 16 Neuerkrankungen pro 100'000 pro Jahr.
(B) Die Mortalität durch Gebärmutterhalskrebs ist in Dänemark tiefer als die Inzidenz in Finnland.
(C) Da Malta das Land mit der tiefsten Bevölkerungszahl ist, hat es die niedrigste Mortalität und beinahe die niedrigste Inzidenz.
(D) In Zypern sterben mehr Menschen an Gebärmutterhalskrebs als in Dänemark.
(E) Das kleinste Inzidenz-Mortalitäts-Verhältnis hat Lettland.

71) Im Folgenden ist die Gesamtanzahl an Menschen, die zwischen 2000 und 2010 (linker Balken) mit Tuberkulose in der Schweiz registriert wurden, dargestellt. Außerdem ist die Menge derer, bei denen die Tuberkulose auf die Atmungsorgane beschränkt war (mittlerer Balken) sowie die Menge, bei denen ein Keimnachweis stattfinden konnte (rechter Balken) abgebildet. Die Ordinate gibt die absolute Anzahl an Fällen an, die Abszisse die Jahreszahl:

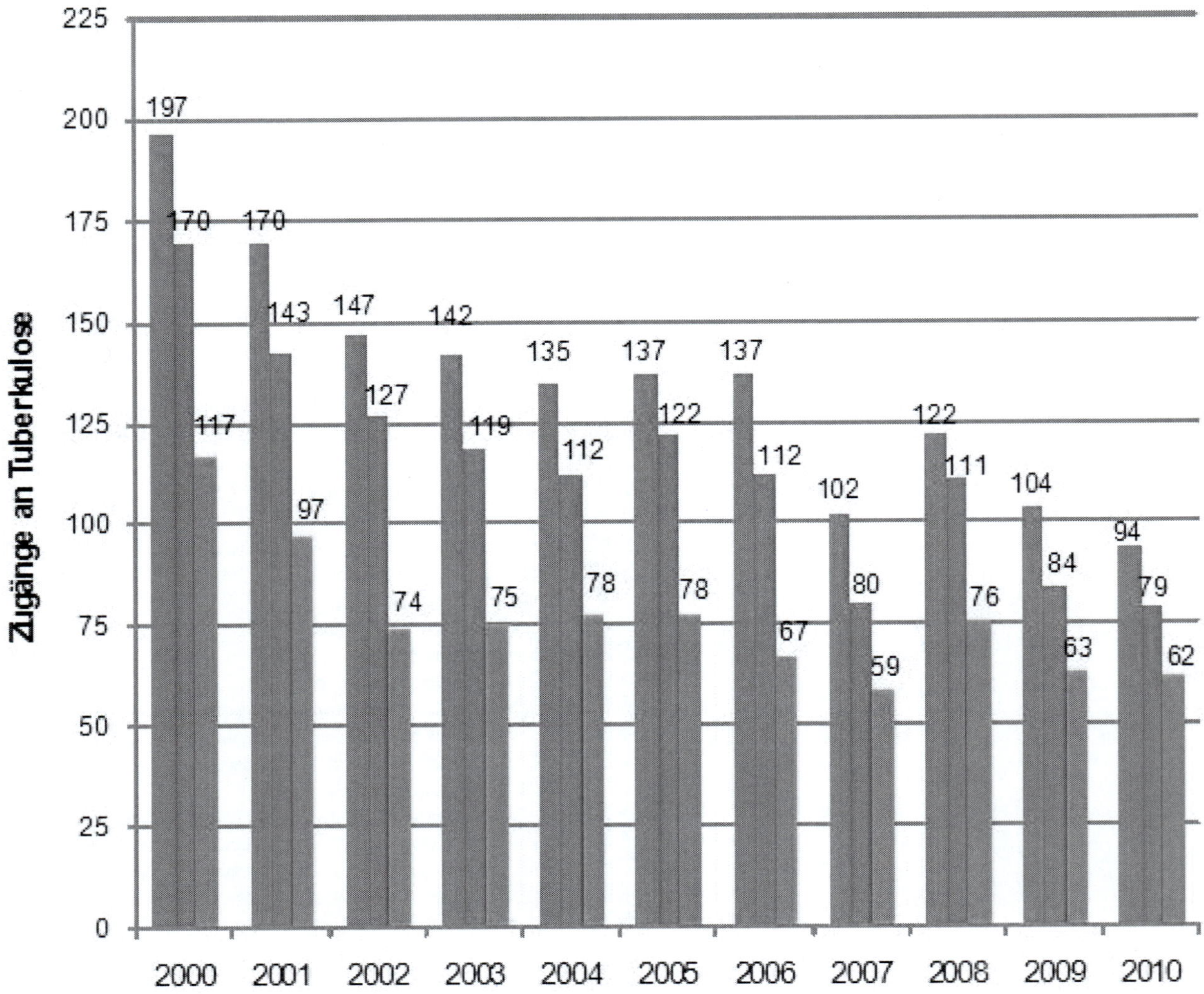

Welche der folgenden Aussagen lässt sich aus diesen Angaben nicht herleiten?

(A) Es gab bis auf die Jahre 2005, 2006 und 2008 jährlich eine Abnahme der Gesamtzahl an Tuberkulose Registrierter Patienten.

(B) Im Jahr 2005 und 2006 hatte es dieselbe Anzahl registrierter Tuberkulose-Fälle, in 2006 aber weniger, bei denen der Keim nicht nachgewiesen wurde.

(C) Das Jahr 2006 war das einzige Jahr dieser Beobachtungsperiode in dem in weniger als der Hälfte der Fälle ein Keimnachweis gelang.

(D) Es waren durchgängig die meisten Fälle der Tuberkulose auf die Atemorgane beschränkt.

(E) In der Beobachtungsperiode von 2000 bis 2010 wurden in der Schweiz insgesamt weniger als 2'000 Fälle an Tuberkulose registriert.

72) Noroviren gelten als extrem ansteckend und sind deshalb ein gefürchteter Auslöser von Epidemien. Im Folgenden ist die Anzahl Neuangesteckter Menschen durch Noroviren pro Woche (Ordinate) zwischen 2003 und 2006 (Abszisse, stellt den Jahresverlauf dar) dargestellt:

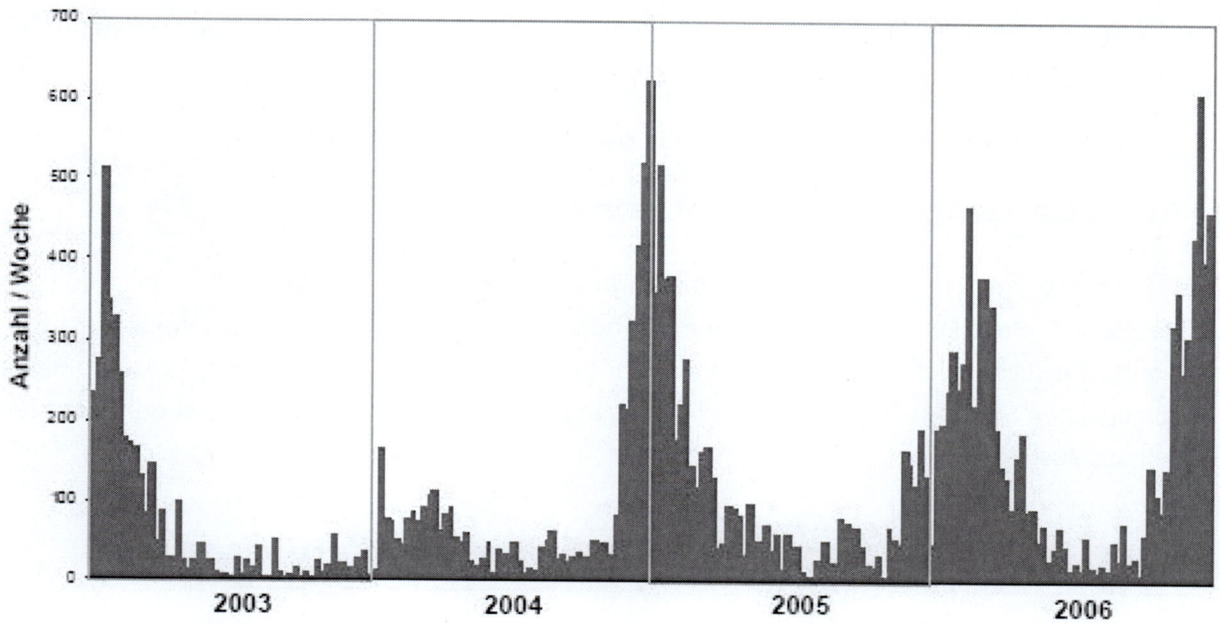

Welche der folgenden Aussagen lässt sich aufgrund dieser Angaben herleiten?

(A) Die meisten Neuansteckungen mit dem Norovirus gab es während der beobachteten Zeitperiode im Jahr 2005.

(B) Durchschnittlich gab es besonders viele Neuansteckungen in der kalten Jahreszeit.

(C) Im ersten Drittel des Jahres 2003 erkranken etwa 500 Menschen am Norovirus.

(D) Im Sommer gibt es generell weniger Todesfälle durch Noroviren zu verbuchen.

(E) Das häufigste Symptom, das von Noroviren verursacht wird ist Durchfall.

4. Test

Mit dieser Aufgabengruppe wird die Fähigkeit geprüft, Diagramme und Tabellen richtig zu analysieren und zu interpretieren. Suchen Sie jeweils unter den Lösungsvorschlägen die richtige Antwort auf die gestellte Frage aus, und markieren Sie diese auf dem Antwortbogen. Zur Beantwortung sollen ausschließlich die in der Aufgabe dargebotenen Informationen herangezogen werden.

Markieren Sie auf Ihrem Antwortbogen für jede Aufgabe die richtige Antwort.

Zur Bearbeitung der folgenden **24 Aufgaben** stehen **60 Minuten** zur Verfügung.

73) Das Statistische Bundesamt erhebt jährlich in einem Mikrozensus u.a. die Bildungssituation der deutschen Bevölkerung. In dem vorliegenden Diagramm wird die Zusammensetzung der unterschiedlichen Schularten in % anhand der Bildungsabschlüsse der Eltern dargestellt. Bei unterschiedlichen Schulabschlüssen der Eltern wird in dieser Statistik der Elternteil mit dem höheren Abschluss ausgewiesen.

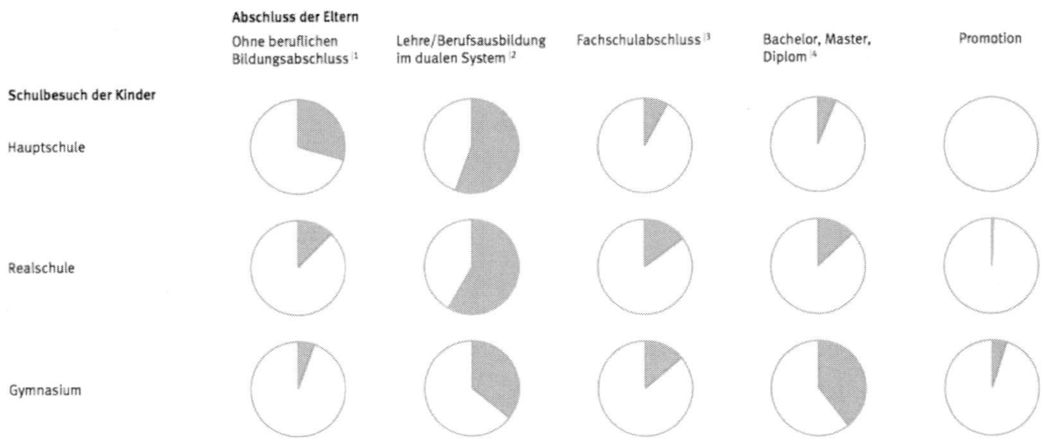

Quelle: Statistisches Bundesamt, Statistisches Jahrbuch, S.81, https://www.destatis.de/DE/Publikationen/StatistischesJahrbuch/StatistischesJahrbuch2015.pdf?__blob=publicationFile, 17.11.2016

Welche der Aussagen lässt sich korrekterweise aus dem Diagramm ableiten?

(A) Die Wahrscheinlichkeit, dass ein Kind von Eltern, die beide eine Lehre abgeschlossen haben, auf die Realschule geht, ist in etwa gleich hoch wie die Wahrscheinlichkeit, dass es auf die Hauptschule geht.

(B) Von mehr als der Hälfte aller Kinder in Haupt- und Realschule haben die Eltern als höchsten Bildungsabschluss „Lehre/Berufsausbildung im dualen System".

(C) Die meisten Kinder auf der Hauptschule haben Eltern ohne einen beruflichen Bildungsabschluss.

(D) Ein Kind, dessen Mutter promoviert hat und dessen Vater eine Masterarbeit geschrieben hat, wird zwei Gruppen zugeordnet.

(E) Die Wahrscheinlichkeit, dass ein Kind ein Studium beginnt, ist bei der Gruppe „Lehre/Berufsausbildung im dualen System" und „Bachelor, Master, Diplom" in etwa gleich hoch.

74) Im Folgenden ist eine Grafik des Deutschen Krebsforschungszentrums dargestellt, die die häufigsten Todesursachen im Jahr 2007 darstellt.

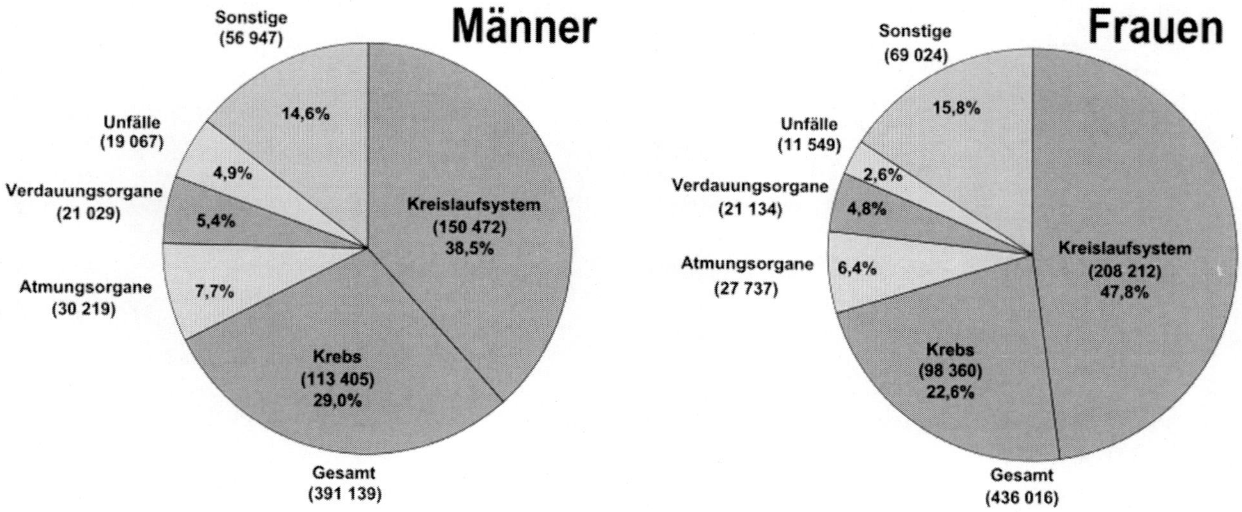

Quelle: Wikipedia, Todesursache, https://de.wikipedia.org/wiki/Krebs_(Medizin)#/media/File:Todesursachen_01.svg, 21.11.2016

Welche Aussage ist demnach richtig?

(A) Anhand der Grafik ist zu erkennen, dass Frauen deutlich häufiger an Krankheiten im Kreislaufsystem leiden als Männer.

(B) Die Zahl der Krebstoten ist bei Männern im Vergleich zu Frauen um ungefähr 30% höher.

(C) Die Anzahl der Männer, die aufgrund von Krankheiten der Verdauungsorgane gestorben sind, ist größer als die entsprechende Zahl der Frauen.

(D) Der relative Anteil der bei Unfällen gestorbenen Frauen ist um etwa 20% niedriger als der entsprechende relative Anteil bei den Männern.

(E) Der prozentuale Anteil der Frauen, die aufgrund eines Leidens im Kreislaufsystem gestorben sind, ist um ungefähr 25% höher als der entsprechende prozentuale Anteil der Männer.

75) Das Statistische Bundesamt hat im Jahr 2014 die Zusammensetzung der Bevölkerung anhand der Schulabschlüsse in Bezug auf die Gemeindegröße untersucht.

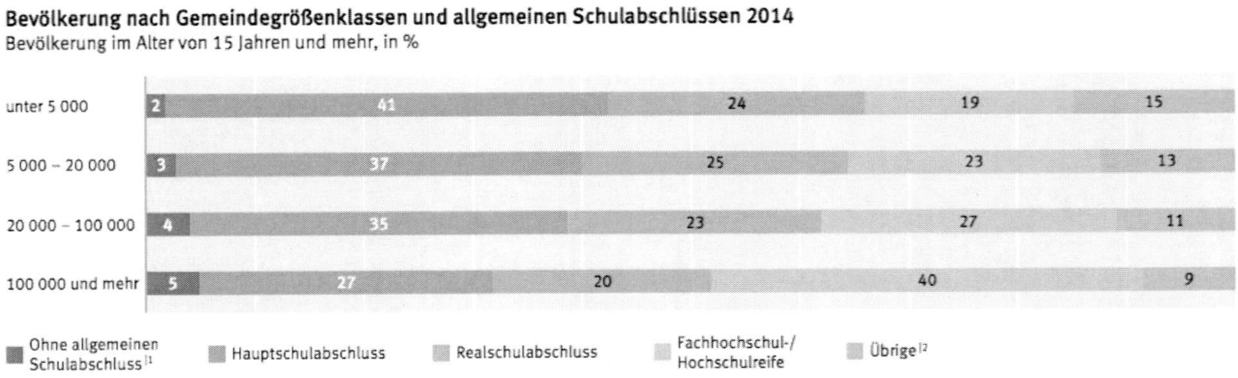

Quelle: Statistisches Bundesamt, Statistisches Jahrbuch, S.79, https://www.destatis.de/DE/Publikationen/StatistischesJahrbuch/StatistischesJahrbuch2015.pdf?__blob=publicationFile, 17.11.2016

Prüfen Sie die folgenden Aussagen:

I. Je kleiner die Gemeinde, desto größer ist der Anteil derjenigen, die keine Fachhochschul-/Hochschulreife erlangt hat.
II. In Gemeinden unter 5000 Einwohnern ist der Anteil der Personen, die eine Realschule besucht haben, höher als in Großstädten über 100 000 Einwohnern.
III. Bei Gemeinden zwischen 20 000 und 100 000 Einwohnern ist der Anteil der Personen mit Realschulabschluss oder Fachhochschul-/Hochschulreife größer als der Anteil ohne diese Abschlüsse.

Welche der folgenden Aussagen lässt bzw. lassen sich aus dem Diagramm ableiten?

(A) Nur Aussage I ist ableitbar.
(B) Nur Aussage II ist ableitbar.
(C) Nur Aussage III ist ableitbar.
(D) Nur die Aussagen I und II sind ableitbar.
(E) Alle drei Aussagen sind ableitbar.

76) Die im Körper vorkommenden Aminosäuren lassen sich anhand ihrer chemisch-physikalischen Eigenschaften in unterschiedliche Gruppen einteilen. Hierbei kann es möglich sein, dass eine Aminosäure in mehreren Gruppen vorkommt. Diese Überschneidungen sind im folgenden Mengendiagramm dargestellt. Jeder der Aminosäuren wird ein Buchstabe zugeordnet.

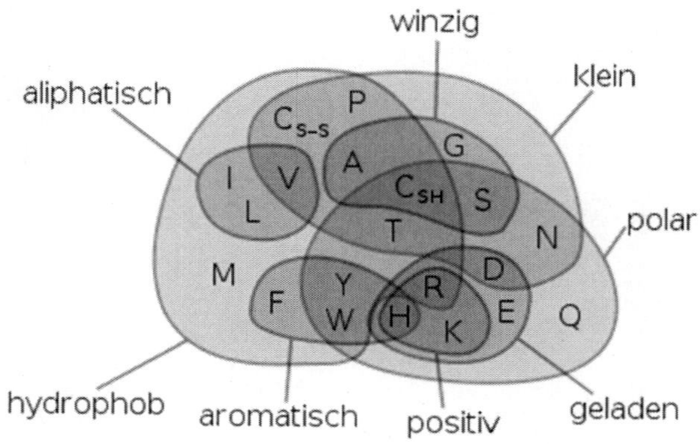

Quelle: Wikipedia, Aminosäuren, https://de.wikipedia.org/wiki/Aminosäuren#/media/File:Amino_Acids_Venn_Diagram_(de).svg, 17.11.2016

Welche Aussage ist demnach falsch?

(A) Die Aminosäure „V" befindet sich in drei unterschiedlichen Gruppen.
(B) Es gibt mindestens eine Aminosäure, die in den drei Gruppen geladen, winzig und hydrophob vorkommt.
(C) Die Aminosäure „H" wird insgesamt 4 Gruppen zugeordnet.
(D) Jede winzige Aminosäure ist zugleich auch in der Gruppe der kleinen Aminosäuren.
(E) Es gibt genau 2 Aminosäuren, die nur einer Gruppe zugeordnet werden.

77) Die dargestellte Kurve zeigt eine Titrationskurve. Bei einer Titration wird in eine saure Lösung konstant eine basische Lösung (hier: NaOH) getropft. Dabei wird der pH-Wert und das zugegebene Volumen gemessen. Dies dient in der Chemie dazu, die Konzentration einer unbekannten sauren Lösung zu bestimmen. Die folgende Kurve zeigt die pH-Werte bei unterschiedlichen zugegebenen Volumina an NaOH.

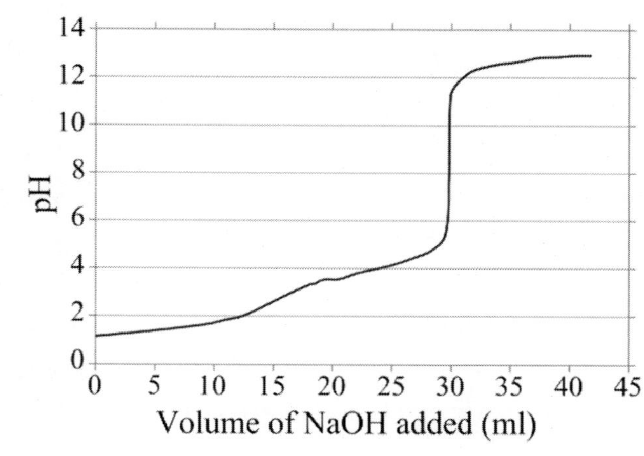

Quelle: Wikipedia, Titration, https://en.wikipedia.org/wiki/Titration, 17.11.2016

Welche Aussage lässt sich nicht aus den Angaben herleiten?

(A) Der pH-Wert verändert sich proportional zu dem hinzugefügten Volumen an NaOH.
(B) Durch das Hinzufügen von NaOH steigt der pH-Wert kontinuierlich an.
(C) Um den pH-Wert von 7 auf 8 zu verändern, ist nur ein verhältnismäßig geringes Volumen notwendig.
(D) Das Volumen der gesamten Lösung nimmt stetig zu.
(E) Der pH-Wert der sauren Anfangslösung liegt ungefähr bei 1.

78) Um einen neuen HIV-Test auf die Genauigkeit zu überprüfen, wird untersucht, wie genau er bei Patienten das richtige Ergebnis voraussagt. Im Folgenden ist das Ergebnis einer Studie mit 1000 Teilnehmern dargestellt, die mit diesem Testverfahren auf den HI–Virus untersucht wurden. Mit einem alten, zu 100% genauen Test wurde bei den Teilnehmern vorher schon festgestellt, ob sie HIV-positiv oder negativ sind.

	HIV-positiv	HIV-negativ	Summe
Test positiv	67	71	138
Test negativ	6	856	862
Summe	73	927	1000

Welche Aussage lässt sich mit diesen Angaben über den Test treffen?

(A) Ist der neue Test bei einem Probanden negativ, kann er sicher sein, dass er kein Träger des HI-Virus ist.
(B) Der Anteil an fälschlicherweise negativ Getesteten von allen HIV-positiv Getesteten liegt bei ungefähr 20%.
(C) Die Hälfte aller, die HIV-positiv sind, werden durch den Test einer falschen Gruppe zugeordnet.
(D) Wenn das Testergebnis positiv ist, ist trotzdem die Wahrscheinlichkeit, dass der Proband HIV-negativ ist, höher als die Wahrscheinlichkeit, dass er HIV-positiv ist.
(E) Die Zahl derjenigen mit einem positiven Testergebnis entspricht auch ungefähr der Zahl derjenigen, die auch wirklich mit HIV infiziert sind.

79) Das Gesundheitswesen hat sich im Laufe der letzten Jahrzehnte stark verändert. Dazu gehört auch die Versorgung von Patienten durch Krankenhäuser. Die Grafik zeigt diese Entwicklungen auf, in dem es neben der Anzahl der Krankenhäuser auch die Parameter Fallzahl, Bettenauslastung, Gesamtanzahl der aufgestellten Betten und die Verweildauer in Tagen (pro Krankenhausbesuch) analysiert und mit dem Startwert von 1991 in Relation stellt.

Quelle: Statistisches Bundesamt, Krankenhäuser, https://www.destatis.de/DE/ZahlenFakten/GesellschaftStaat/Gesundheit/Krankenhaeuser/Krankenhaeuser.html#Tabellen, 17.11.2016

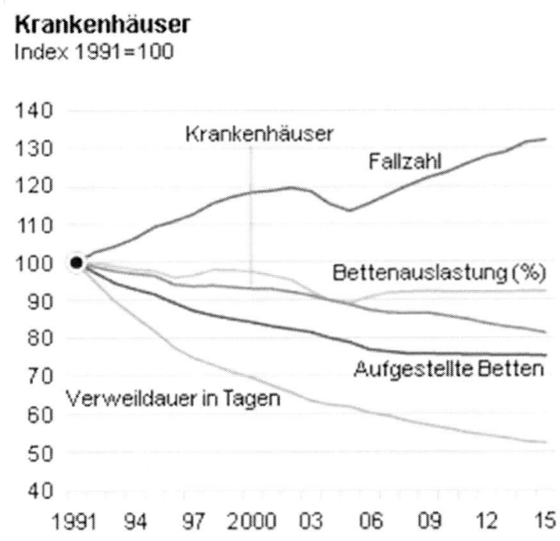

Welche Aussage kann man aus dieser Grafik nicht ableiten?

(A) Ab dem Jahr 2009 steigt die Anzahl an aufgestellten Betten pro Krankenhaus an.
(B) Der Rückgang der aufgestellten Betten kann mit dem Schließen von Krankenhäusern einhergegangen sein.
(C) Bei einem Krankenhausbesuch verbrachte ein Patient im Jahr 2015 im Schnitt nur ungefähr halb so viele Tage im Krankenhaus wie 1991.
(D) Insgesamt wurden im Jahr 2015 weniger Patienten behandelt als im Jahr 2003.
(E) Bei der Bettenauslastung (in %) sieht man die geringsten Veränderungen über den dargestellten Zeitraum.

80) Enzyme sind unersetzlich für den Ablauf von Reaktionen im menschlichen Körper. Sie werden bei vielfältigen Prozessen z.B. im Blut, bei der Verdauung und bei der Energiebereitstellung benötigt. Sie wirken als Katalysator, was bedeutet, dass sie den Beginn von Reaktionen erleichtern, indem sie die nötige Startenergie herabsetzen. Dies ist in der Grafik anhand eines Energiediagramms dargestellt. Für die Energie wird in diesem Diagramm der Begriff Enthalpie verwendet.

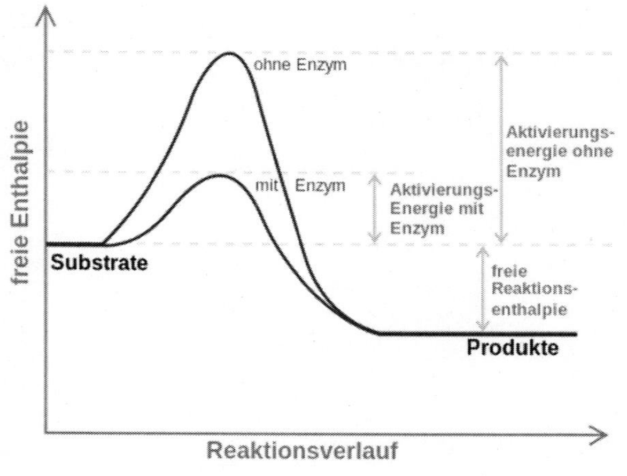

Quelle: Wikipedia, Enzym, https://de.wikipedia.org/wiki/Enzym, 18.11.2016

Welche Aussage zu diesem Diagramm ist nicht richtig?

(A) Das Enzym verändert die insgesamt freigesetzte Energie der Reaktion nicht.
(B) Durch die Zugabe eines Enzyms kann der Reaktionsverlauf beschleunigt werden.
(C) Die benötigte Aktivierungsenergie wird durch Enzyme beeinflusst.
(D) Bei der dargestellten Reaktion enthalten die Produkte weniger Energie als die Ausgangssubstrate.
(E) Die benötigte Aktivierungsenergie ohne Enzym ist mehr als doppelt so groß wie der entsprechende Wert mit Enzym.

81) Enzyme erleichtern den Ablauf von Reaktionen im menschlichen Körper. Bei einer kompetitiven Hemmung eines Enzyms bindet ein anderer Stoff, der nicht an der eigentlichen Reaktion beteiligt ist, an dessen aktives Zentrum und beeinflusst so die Geschwindigkeit, mit der das Enzym arbeitet. Solch eine Hemmung ist im Folgenden dargestellt. In dem Diagramm wurde die Geschwindigkeit v, mit der das Enzym arbeitet, in Abhängigkeit der Konzentration S des Ausgangsstoffs der eigentlichen Reaktion für eine normale (1) und eine gehemmte (2) Reaktion dargestellt. K_m ist der Wert der Konzentration, bei dem die Hälfte der Maximalgeschwindigkeit erreicht wird, mit der das Enzym arbeiten kann.

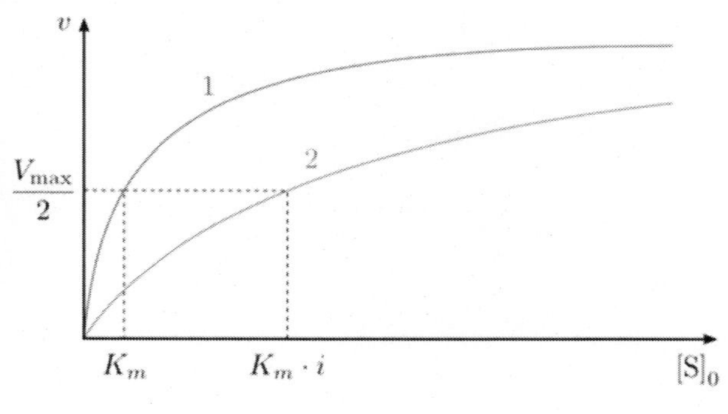

Quelle: Wikipedia, Enzymhemmung, https://de.wikipedia.org/wiki/Enzymhemmung, 18.11.2016

Welche Aussage lässt sich aus diesen Informationen ableiten?

(A) Für diesen Teil des Diagramms gilt: Bei gleicher Konzentration (ungleich 0) des Ausgangsstoffs arbeitet das ungehemmte Enzym schneller.
(B) Der Wert für Km ist bei der gehemmten Reaktion kleiner.
(C) Beide Reaktionen haben eine unterschiedliche Maximalgeschwindigkeit.
(D) Je größer die Konzentration S des Ausgangstoffs ist, desto größer wird auch der Unterschied zwischen den Enzymgeschwindigkeiten der beiden Reaktionen.
(E) Die Geschwindigkeit des Enzyms der gehemmten Reaktion wird größer als die der normalen Reaktion.

82) Das untenstehende Diagramm zeigt für den Zeitraum von 1955 bis 2007 die relative Entwicklung der Zahl der Tot- und Lebendgeborenen in Deutschland. Die Werte von 1955 wurden jeweils als Startwert mit 100 festgesetzt, zu dem die anderen Werte in Relation gestellt werden.

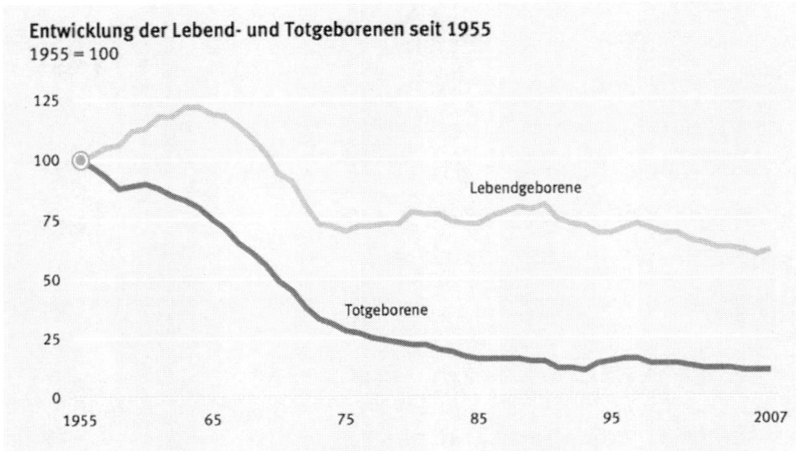

Quelle: Statistisches Bundesamt, Gesundheit auf einen Blick, https://www.destatis.de/GPStatistik/servlets/MCRFileNodeServlet/DEMonografie_derivate_00000154/Gesundheit_auf_einen_Blick_2010.pdf;jsessionid=C70C996DF4F5F54513CF1A55D10B99B3, 18.11.2016

Welche Aussage lässt sich aus diesem Diagramm ableiten?

(A) Die Zahl der Lebendgeborenen ist seit 1975 stetig rückläufig.
(B) Im untersuchten Zeitraum wurden stets mehr lebendige als tote Kinder geboren.
(C) Die Zahl der Totgeborenen lag im untersuchten Zeitraum nie über dem Wert von 1955.
(D) Die Zahl der Lebendgeborenen lag im untersuchten Zeitraum nie über dem Wert von 1955.
(E) Im Jahr 1995 war sowohl die Zahl der Lebendgeborenen als auch die Zahl der Totgeborenen kleiner als im Vorjahr.

83) Die meisten Länder erfassen jährlich ihre Ausgaben für Gesundheit und fassen sie in einem Bericht zusammen. In der folgenden Grafik wurden die Zahlen verschiedener Länder aus dem Jahr 2007 zusammengefasst und die Gesundheitsausgaben pro Kopf zusammen mit dem entsprechenden Anteil am Bruttoinlandsprodukt (BIP) dargestellt.

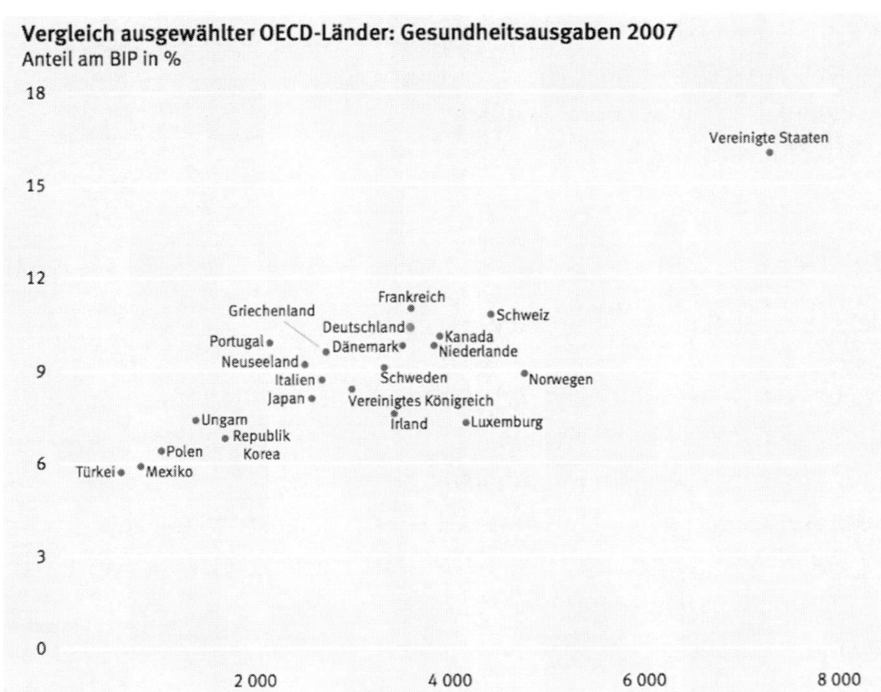

Quelle: Statistisches Bundesamt, Gesundheit auf einen Blick, https://www.destatis.de/GPStatistik/servlets/MCRFileNodeServlet/DEMonografie_derivate_00000154/Gesundheit_auf_einen_Blick_2010.pdf;jsessionid=C70C996DF4F5F54513CF1A55D10B99B3, 18.11.2016

Welche Aussage lässt sich aus dieser Grafik nicht ableiten?

(A) Ungarn gibt einen höheren Anteil seines BIPs für Gesundheit aus als die Republik Korea.
(B) Es werden nur zwei Länder gezeigt, deren Gesundheitsausgaben < 6% des BIPs liegen.
(C) Schweiz hat den dritthöchsten Anteil von Gesundheitsausgaben bezogen auf das BIP.
(D) Es gibt in dieser Grafik nur ein Land, das über 12% seines Bruttoinlandprodukts in Gesundheitsausgaben investiert.
(E) Die Gesundheitsausgaben von Deutschland und Frankreich sind insgesamt ungefähr gleich hoch.

84) In der folgenden Grafik ist der Haus- und Grundbesitz in Abhängigkeit vom Alter dargestellt. So ist auffällig, dass dieser auf die unterschiedlichen Altersklassen sehr heterogen verteilt ist.

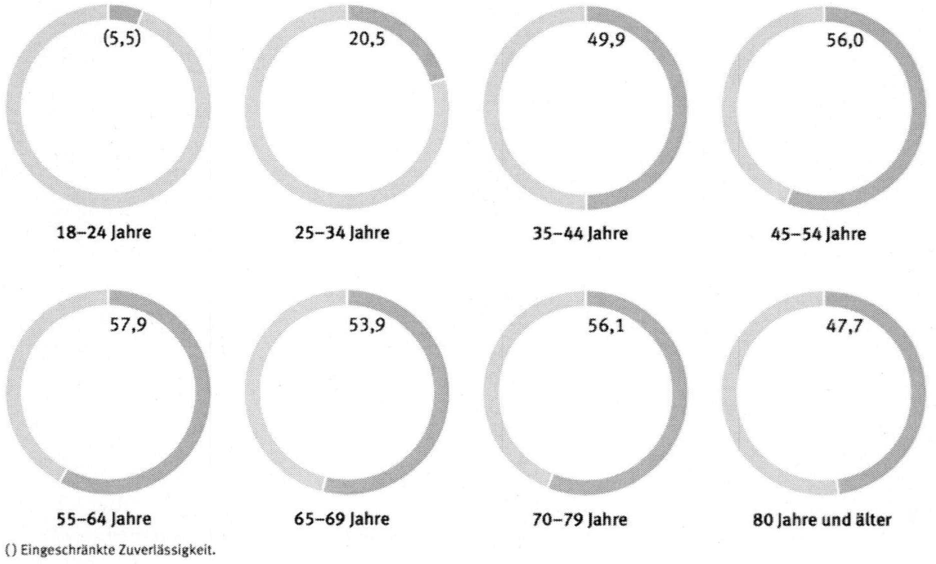

Quelle: Statistisches Bundesamt, Ältere Menschen in Deutschland und in der EU, https://www.destatis.de/GPStatistik/servlets/MCRFileNodeServlet/DEMonografie_derivate_00001418/A9R41C2.pdf;jsessionid=7039EFFF09285CC87E2A9BF4EB22D7B1, 20.11.2016

Prüfen Sie die folgenden Aussagen:

I. Die Wahrscheinlichkeit, dass eine Person zwischen 45 und 79 Jahren ein Haus oder Grundstück besitzt, ist höher als die die entsprechende Wahrscheinlichkeit einer Person zwischen 25 und 44 Jahren.
II. Die Altersgruppe 55-64 Jahre ist die zahlenmäßig größte Gruppe an Personen mit Haus- oder Grundbesitz.
III. Ungefähr 7,4% der Personen der Altersgruppe 80 Jahre oder älter besaßen ein Haus oder ein Grundstück, besitzen es aber jetzt nicht mehr.

Welche der Aussagen lässt bzw. lassen sich aus der Grafik ableiten?

(A) Nur Aussage I ist ableitbar.
(B) Nur Aussage II ist ableitbar.
(C) Nur Aussage III ist ableitbar.
(D) Nur die Aussagen I und II sind ableitbar.
(E) Alle Aussagen sind ableitbar.

85) Das HI-Virus zählt zur besonderen Gruppe der Retroviren. Ihr Genom besteht nicht wie beim Menschen aus doppelsträngiger DNA, sondern aus einzelsträngiger RNA. Bei einer Infektion mit dem Erreger durch z.B. ungeschützten Geschlechtsverkehr gelangt das Virus in den menschlichen Körper. Dort bindet es an T-Lymphozyten, die durch einen CD4 Rezeptor auf der Oberfläche erkannt werden, und wird in die Zelle eingeschleust. Zur weiteren Vermehrung integriert sich das Virus in das Genom der infizierten Zelle. Hierfür wird die RNA durch ein besonderes virales Enzym, der reversen Transkriptase, in doppelsträngige DNA umgewandelt und in das Genom eingebaut. Dadurch kommt es zu einer Vermehrung der RNA und einer Verbreitung des Krankheitserregers im Körper. Zusätzlich kommt es zum Tod des infizierten T-Lymphozyten und damit zu einer Schwächung des Immunsystems.

Im folgenden Diagramm ist die Zahl der T-Lymphozyten und die Zahl der RNA-Kopien im Blut einer mit HIV infizierten Person dargestellt.

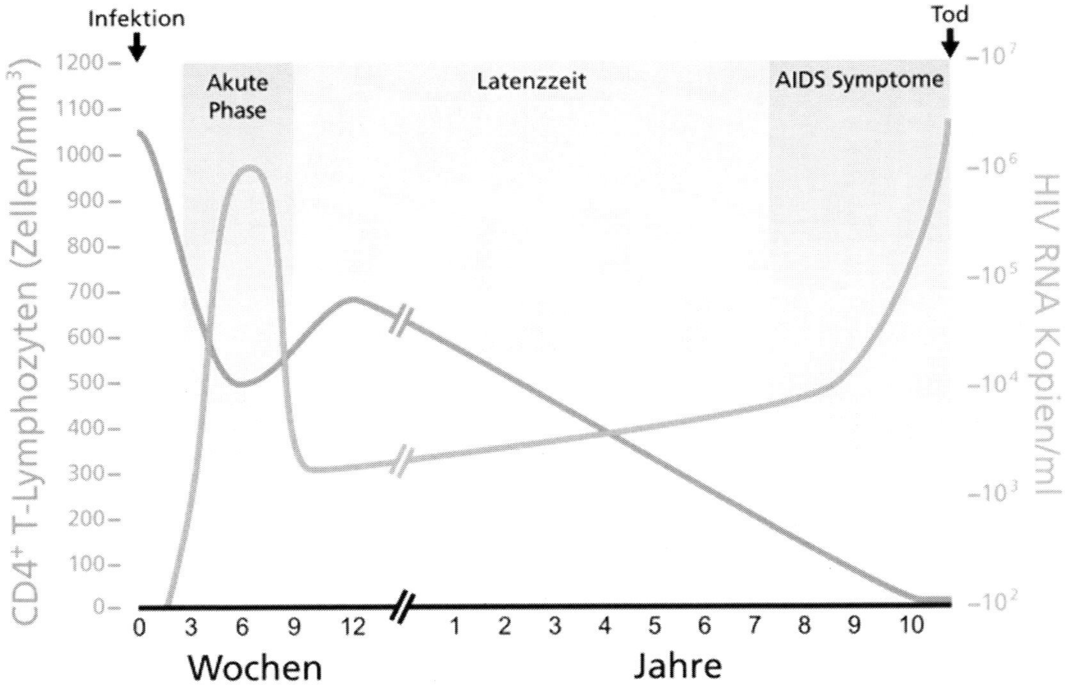

Quelle: Wikipedia, HIV, https://de.wikipedia.org/wiki/HIV, 2.12.2016

Welche Aussage lässt sich nicht aus den Informationen ableiten?

(A) Das Nichtvorhandensein von $CD4^+$ T-Lymphozyten führt bei einer hohen Anzahl an HIV RNA Kopien zum Tod.
(B) Ab dem 5. Jahr nach der Infektion ist die Zahl der HIV RNA Kopien im Blut stets größer als die Zahl der T-Lymphozyten.
(C) Über die Gesamtanzahl der $CD4^+$ Lymphozyten im Blut lässt sich keine Angabe machen.
(D) In der akuten Phase sind im Blut ungefähr doppelt so viele RNA Kopien des HI-Virus wie $CD4^+$ T-Lymphozyten enthalten.
(E) Zwischen dem 1. und dem 8. Jahr nach der Infektion kommt es zu einer stetigen Zunahme der HIV RNA Kopien pro ml Blut.

86) Der Body-Mass-Index ist eine Kenngröße, die eine Bewertung des Körpergewichts einer Person in Relation zu ihrer Körpergröße zulässt. Er berechnet sich, indem man das Gewicht in kg durch die Größe in m zum Quadrat teilt. Mit Hilfe des BMIs kann man aber nur eine grobe Aussage über den Ernährungszustand einer Person machen, da er Parameter wie Alter, Geschlecht und Statur nicht berücksichtigt. In dem Diagramm ist der BMI in Abhängigkeit der Körpergröße und des Gewichts dargestellt. Die Normwerte liegen zwischen 18,5 und 25. Bei Werten unter 18,5 spricht man von Untergewicht, bei Werten über 25 von Übergewicht und bei Werten über 30 von Adipositas (Obese). Mit Hilfe dieser Werte können z.B. Risiken für Herz-Kreislauf-Erkrankungen abgeschätzt werden.

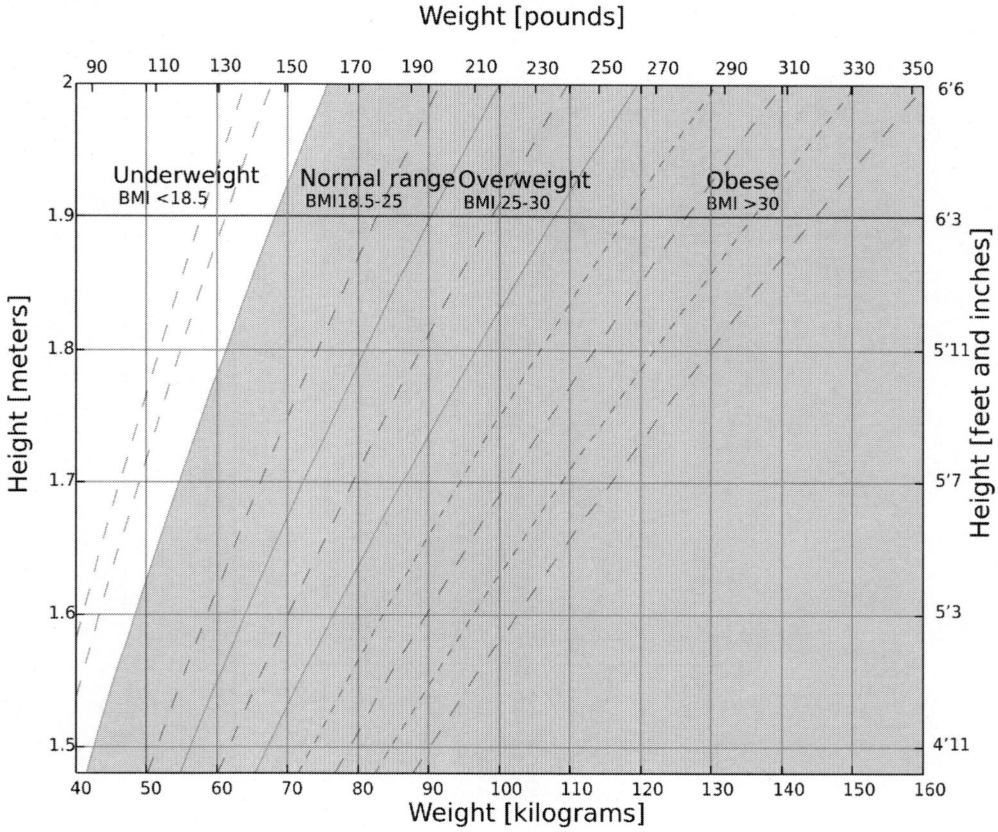

Quelle: Wikipedia, k.A., https://upload.wikimedia.org/wikipedia/commons/thumb/e/e9/Body_mass_index_chart.svg/2000px-Body_mass_index_chart.svg.png, 2.12.2016

Welche Aussage lässt sich nicht aus den Angaben ableiten?

(A) Eine Person, die über 120 kg wiegt, wird bis zu der im Diagramm angegebenen Körpergröße von 2 Metern als adipös eingestuft.

(B) Bei einem bestimmten Gewicht kann eine Person abhängig von ihrer Größe jeder der vier Gruppen zugeordnet werden.

(C) Mit Hilfe des Diagramms kann man den BMI auch bei Angabe des Gewichts in Pounds ablesen.

(D) Eine Person kann, trotz eines sportlichen Aussehens, als adipös eingestuft werden.

(E) Eine Abnahme des BMIs lässt sich ausschließlich mit einem geringeren Gewicht erklären.

87) Die Bioverfügbarkeit ist eine medizinische Größe und wird in der pharmazeutischen Forschung verwendet, um anzugeben, wie schnell und in welchem Maß Medikamente in den Körper aufgenommen werden. Hierbei wird untersucht, wie sich die Konzentration des Arzneistoffs in der Zeit nach der Medikamentengabe ändert. Dieser Wert ist wichtig, um unterschiedliche Dosierungen bei verschiedenen Einnahmemethoden zu bestimmen. Im folgenden Diagramm ist die Konzentration C eines Medikaments im Blut (in Prozent) gegen die Zeit (in Stunden) aufgetragen. „iv" steht für eine intravenöse Gabe, während „po" für die orale Einnahme steht, wobei jeweils die gleiche Arzneimenge gegeben wurde. Eine Konzentration von 100% bedeutet, dass der gesamte Wirkstoff im Blut des Patienten nachweisbar ist.

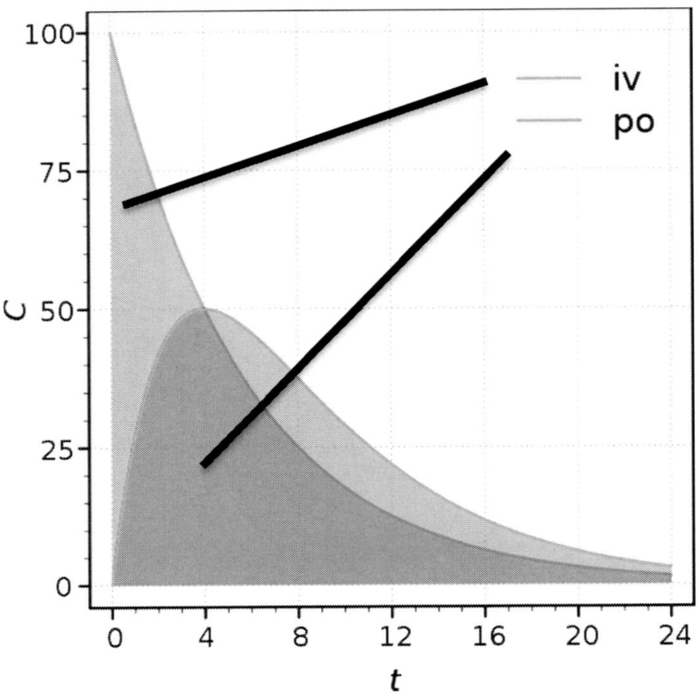

Quelle: Wikipedia, Bioavailability, https://en.wikipedia.org/wiki/Bioavailability, 3.12.2016, verändert

Welche Aussage kann man aus diesen Informationen nicht ableiten?

(A) Vier Stunden nach oraler Gabe des Medikaments wird kein Wirkstoff mehr in das Blut aufgenommen.

(B) Nach über vier Stunden ist die Blutkonzentration bei oraler Aufnahme höher als bei intravenöser Gabe.

(C) Der Wirkstoff gelangt bei intravenöser Gabe direkt ins Blut.

(D) Innerhalb von vier Stunden ist bei intravenöser Gabe nur noch 50% des Wirkstoffs nachweisbar.

(E) Bei der Reduktion des Wirkstoffs bei intravenöser Gabe um die Hälfte, erreichen orale und intravenöse Aufnahme die gleiche maximale Konzentration im Blut.

88) Das folgende Diagramm zeigt den Blutzucker- und den Insulinspiegel eines Menschen im Verlauf eines Tages. Die Glukosewerte im Blut eines Menschen variieren im Laufe eines Tages erheblich. Um diese Werte zu stabilisieren wird in der Bauchspeicheldrüse Insulin produziert. So erhöht sich bei einem hohen Blutzuckerspiegel (= hohe Glukosewerte) auch die Produktion von Insulin in den Inselzellen des Pankreas, was wiederum zu einem Absenken des Glukose-Blutlevels führt. Durch diesen Mechanismus ist gewährleistet, dass die starken Schwankungen schnell wieder auf ein normales Level zurückgeführt werden.

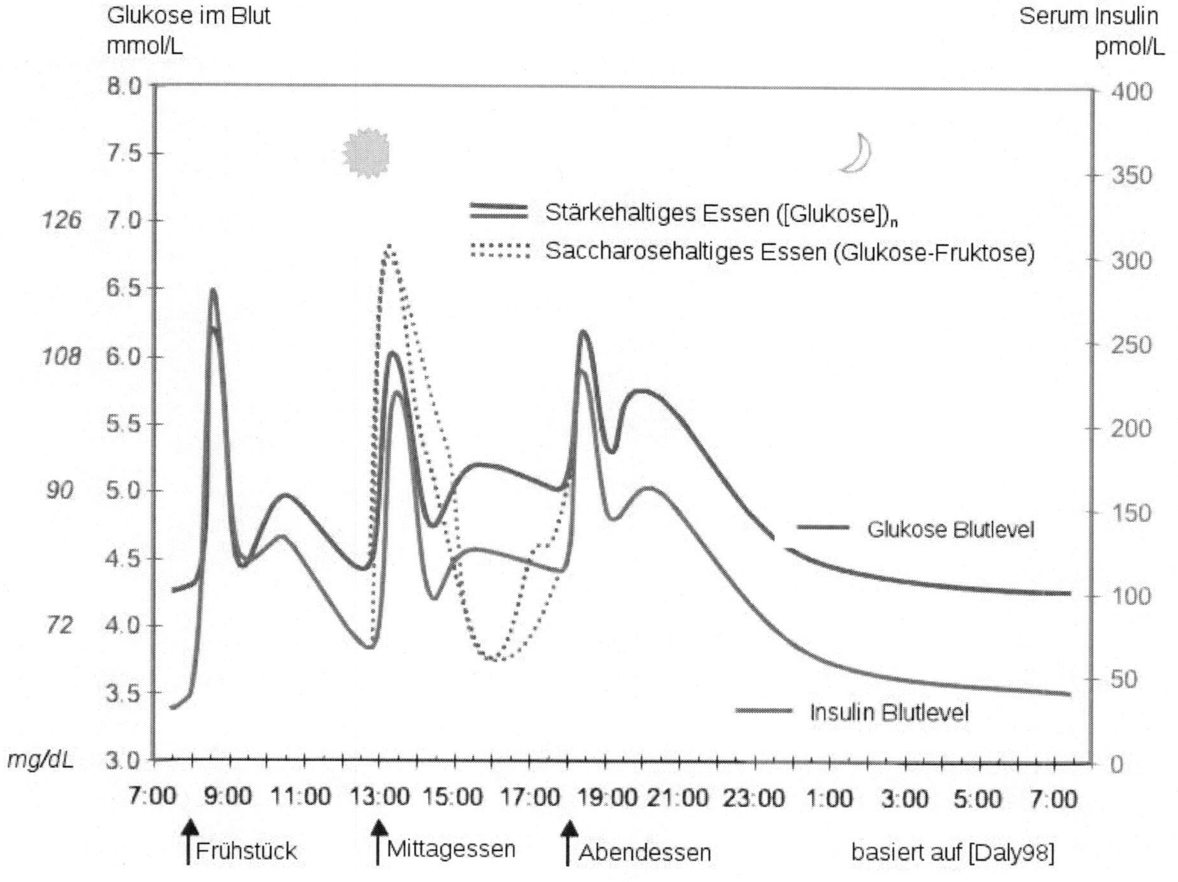

Quelle: Wikipedia, Blutzucker, https://de.wikipedia.org/wiki/Blutzucker#cite_note-Rahim-4, 3.12.2016, verändert

Welche Aussage zu diesem Diagramm ist richtig?

(A) Der Glukosespiegel ist höheren relativen Schwankungen ausgesetzt als die Insulinkonzentration im Serum.
(B) „Stärkehaltiges Essen" führt kurzfristig zu einer höheren Glukosekonzentration als „Saccharosehaltiges Essen".
(C) Nach dem Frühstück übersteigt die Insulinkonzentration die Glukosekonzentration im Blut.
(D) Besonders nachts schwankt der Blutzuckerspiegel erheblich.
(E) Die Konzentration von Glukose im Blut ist immer größer als die Insulinkonzentration.

89) Die Deutsche Diabetes-Gesellschaft (DDG) hat im Dezember 2012 die Richtlinien für Diabetes Erkrankungen in Abhängigkeit vom Blutzuckerspiegel veröffentlicht. Dabei wird der Blutzucker eines Patienten erst nüchtern nach dem Aufstehen, dann noch mal 2 Stunden nach dem Essen und manchmal zusätzlich während der Nacht venös gemessen. Anhand der Richtlinien wird dann das Krankheitsrisiko abgeschätzt. Zusätzlich wird bei den Patienten noch der HbA1c durch eine Blutentnahme bestimmt. HbA1c ist eine Sonderform von Hämoglobin, das bei hohen Blutzuckerwerten vermehrt entsteht. Der Wert wird immer in Relation zur gesamten Hämoglobinmenge (in Prozent) angegeben.

Richtlinien für Erwachsene:

Messung		Normale Werte	Verdacht/ Prädiabetes	Diabetes mellitus
nüchtern		< 100 mg/dl < 5,6 mmol/l	100–126 mg/dl 5,6–7,0 mmol/l	> 126 mg/dl > 7,0 mmol/l
2 Std. nach dem Essen oder im oGTT	kapillär	< 140 mg/dl < 7,8 mmol/l	140–200 mg/dl 7,8–11,1 mmol/l	> 200 mg/dl > 11,1 mmol/l
	venös	< 120 mg/dl < 7,0 mmol/l	120–180 mg/dl 7,0–10,0 mmol/l	> 180 mg/dl > 10,0 mmol/l
HbA_{1c}		< 6,5 %	6,5–7,5 %	> 7,5 %

Richtlinien für Kinder:

Blutzuckerkontrolle	Stoffwechsel gesund
Blutzucker nüchtern	65–100 mg/dl 3,6–5,6 mmol/l
Blutzucker nach dem Essen	80–126 mg/dl 4,5–7,0 mmol/l
Blutzucker nachts	65–100 mg/dl 3,6–5,6 mmol/l
HbA_{1c} Wert (standardisierter Wert nach DCC-Trials)	< 6,05

Quelle: Wikipedia, Blutzucker, https://de.wikipedia.org/wiki/Blutzucker#cite_note-Rahim-4, 3.12.2016

Prüfen Sie die folgenden Aussagen:

I. Es kann sein, dass ein Patient mit einem bestimmten Blutzuckerwert abhängig davon, ob er der Gruppe der Kinder oder der Erwachsenen zugeordnet wird, als gesund oder als nicht gesund eingestuft wird.
II. Bei Erwachsenen kann der HbA1c höhere Werte als bei Kindern erreichen ohne aus dem Normbereich zu fallen.
III. Bei Erwachsenen liegt ein hoher arterieller Blutzuckerspiegel eher im Normbereich als der entsprechende Wert in einer Vene.

Welche der Aussagen lässt bzw. lassen sich aus der Grafik ableiten?

(A) Nur Aussage I ist ableitbar.
(B) Nur Aussage II ist ableitbar.
(C) Nur Aussage III ist ableitbar.
(D) Nur die Aussagen I und II sind ableitbar.
(E) Alle Aussagen sind ableitbar.

90) Bei einem Herzinfarkt kommt es zu länger anhaltender Minderdurchblutung der Herzmuskulatur (Myokard), häufig verursacht durch ein Blutgerinnsel in den Koronargefäßen. Die daraus resultierende verminderte Versorgung mit Sauerstoff führt zum Absterben von Herzmuskelzellen. Das häufigste Leitsymptom ist dabei ein starker Schmerz im Brustbereich, der auch in andere Körperregionen ausstrahlen kann. Zudem kann es im weiteren Verlauf zu Übelkeit, Schweißausbrüchen und Erbrechen kommen. Zur diagnostischen Untersuchung eines Herzinfarktes nutzt man den Nachweis von speziellen Proteinen im Blut, die von den abgestorbenen Zellen freigesetzt werden und überwiegend im Myokard vorkommen. Im Diagramm ist die Konzentration von Troponin und dem herzspezifischen Enzym CK-MB als Vielfaches der Referenzbereich-Obergrenze dargestellt. Es wird zusätzlich unterschieden, ob die Herzmuskulatur nach dem Infarkt wieder durchblutet wird (Reperfusion) oder nicht (keine Reperfusion).

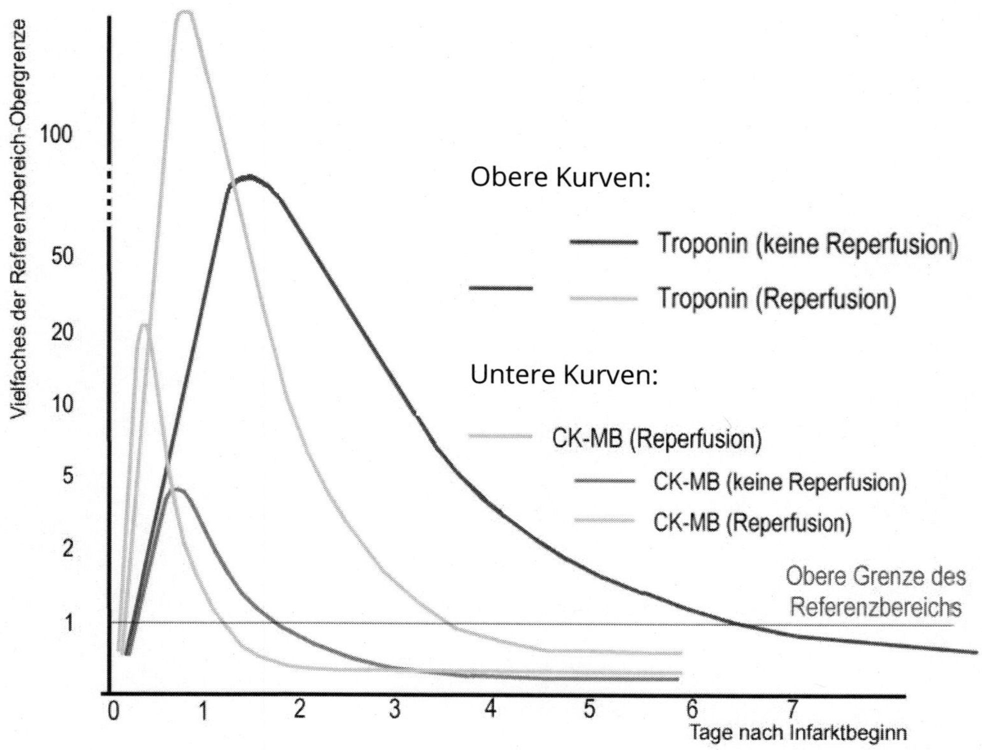

Quelle: Wikipedia, J. Heuser, Myokardinfarkt, https://de.m.wikipedia.org/wiki/Myokardinfarkt#, 4.12.2016

Welche Aussage lässt sich aus diesen Informationen ableiten?

(A) Auch durch das Absterben von Muskelzellen im Bein kann zu einer Erhöhung des CK-MB Werts führen.

(B) Bei alleiniger Untersuchung des CK-MB Werts lässt sich schon zwei Tagen später der Infarkt nicht mehr nachweisen.

(C) Die Konzentration von Troponin im Blut ist einen Tag nach dem Myokardinfarkt höher als die Konzentration von CK-MB.

(D) Findet eine Reperfusion statt, lässt sich auch fünf Tage nach einem Infarkt noch eine erhöhte Troponinkonzentration nachweisen.

(E) Wird das Herz nach dem Infarkt wieder durchblutet, kommt es zu einer schnelleren Regeneration der Herzmuskelzellen.

91) Zur Klassifikation von Krankheiten wird in Deutschland das ICD-10 (*International Statistical Classification of Diseases and Related Health Problems*) verwendet. Das ICD-10 wird von der Weltgesundheitsorganisation veröffentlicht und ist ein Diagnosesystem, bei dem mit Hilfe von vorgegebenen Kriterien Krankheiten festgestellt und diagnostiziert werden können. Es besteht aus 22 Kapiteln, die jeweils einer Krankheitsgruppe zugeordnet werden. Psychische Störungen sind im fünften Kapitel aufgeführt und werden bei Diagnose mit dem Buchstaben F versehen. Eine weitere genauere Unterteilung erfolgt dann mit einem numerischen System (Bsp. F32.1: mittlere depressive Störung). Ein Vorteil des ICD-10s ist, dass es eine deutschlandweite Kategorisierung von Krankheiten ermöglicht, was bei der statistischen Untersuchung der Zahl der Erkrankten von großer Bedeutung ist.

In den folgenden Diagrammen sind die Zahlen der Neuerkrankungen von verschiedenen psychischen Störungen aufgeführt.

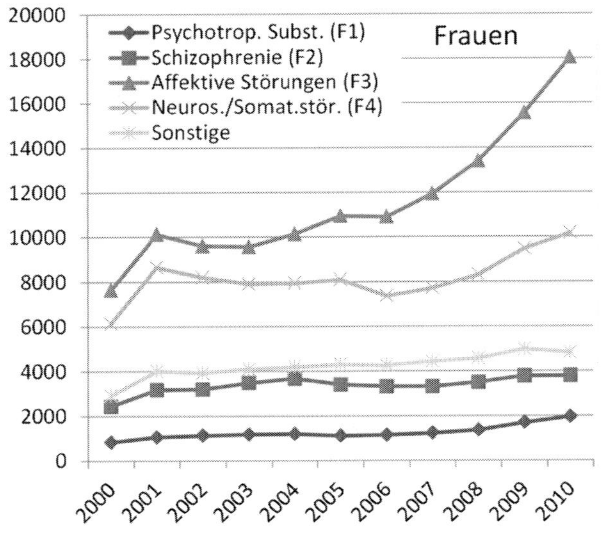

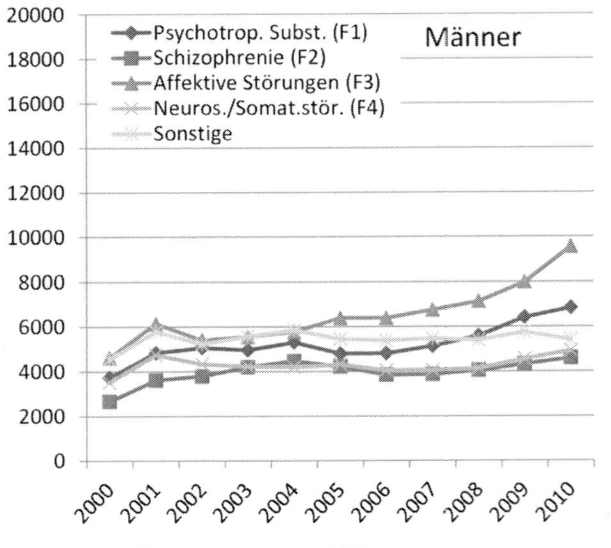

Quelle: Wikipedia, k.A, https://upload.wikimedia.org/wikipedia/commons/9/95/Rentenzugänge_00-10.png, 4.12.2016

Welche Aussage lässt sich aus den Diagrammen nicht ableiten?

(A) Die Anzahl der Frauen mit einer „affektiven Störung" nimmt seit 2007 zu.

(B) Im Jahr 2009 ist sowohl bei den Männern als auch bei den Frauen die größte Zahl der psychischen Neuerkrankungen auf eine „Affektive Störung" zurückzuführen.

(C) Die Zahl der diagnostizierten psychischen Krankheiten im Jahr 2010 ist bei den Frauen größer als bei den Männern.

(D) Im Mittel wird bei Männern häufiger eine Neuerkrankung „Psychotrop. Subst." (Psychische Störungen durch psychotrope Substanzen) diagnostiziert.

(E) Die Diagramme machen keine Aussage über die tatsächliche Anzahl der Neuerkrankungen.

92) Die Proteine des menschlichen Körpers bestehen aus einer Kette von Aminosäuren, die entweder über die Nahrung aufgenommen werden oder vom Organismus selbst synthetisiert werden. Aminosäuren haben einen speziellen biochemischen Aufbau, der ihnen individuell ganz spezifische Eigenschaften verschafft. Sie verfügen alle über mindestens eine saure (-COOH) und eine basische (-NH_2) Seitenkette, die sich in ihren chemischen Eigenschaften von Aminosäure zu Aminosäure aber unterscheiden. Dies kann genutzt werden um sie experimentell zu unterscheiden.

Dafür wird der pH-Wert des isoelektrischen Punkts untersucht, bei dem die sauren und basischen Seitenketten im Gleichgewicht vorliegen. Er berechnet sich aus dem Mittelwert des pK COOH und des pK NH_2 bei Vorliegen von jeweils einer Seitenkette, bzw. aus dem Mittelwert der zwei pK COOH bzw. der zwei pK NH_2 bei Vorliegen von zwei sauren bzw. zwei basischen Seitenketten.

Die folgende Tabelle gibt eine Übersicht über die 20 Aminosäuren, die im menschlichen Körper vorkommen.

Aminosäuren	pK_2COOH	pK_1COOH	Isoelektrischer Punkt	pK_1NH_2	pK_2NH_2
Alanin	–	2,3	6,1	9,9	–
Arginin	–	2,81	11,76	9,09	13,2
Asparagin	–	2,02	5,41	8,80	–
Asparaginsäure	3,65	1,88	2,85	9,60	–
Cystein	8,33*	1,71	5,05	10,78	–
Glutamin	–	2,17	5,65	9,13	–
Glutaminsäure	4,25	2,19	3,22	9,67	–
Glycin	–	2,21	5,97	9,15	–
Histidin	–	1,78	7,47	8,97	5,97
Isoleucin	–	2,32	5,94	9,76	–
Leucin	–	2,4	5,98	9,6	–
Lysin	–	2,20	9,59	8,90	10,28
Methionin	–	2,28	5,74	9,21	–
Phenylalanin	–	2,58	5,84	9,24	–
Prolin		1,99	6,3	10,60	–
Serin	–	2,21	5,68	9,15	–
Threonin	–	2,10	5,60	9,12	–
Tryptophan	–	2,15	5,64	9,12	–
Tyrosin	10,07**	2,20	5,66	9,11	–
Valin	–	2,30	5,96	9,60	–

Quelle: Wikipedia, Aminosäuren, https://de.wikipedia.org/wiki/Aminosäuren#/media/File:Amino_Acids_Venn_Diagram_(de).svg, 4.12.2016, verändert

Prüfen Sie die folgenden Aussagen:

I. Es gibt insgesamt 7 Aminosäuren im menschlichen Körper mit mehr als zwei Seitenketten.
II. Der isoelektrische Punkt der meisten Aminosäuren liegt über einem pH-Wert von 7.
III. Je niedriger der pK_1COOH liegt, desto kleiner ist auch der isoelektrische Punkt.

Welche der Aussagen lässt bzw. lassen sich aus der Tabelle ableiten?

(A) Nur Aussage I ist ableitbar.
(B) Nur Aussage II ist ableitbar.
(C) Nur Aussage III ist ableitbar.
(D) Nur die Aussagen I und II sind ableitbar.
(E) Alle Aussagen sind ableitbar.

93) Zur Beurteilung des Voranschreitens einer Brustkrebserkrankung wird neben der Größe des Karzinoms (T) auch untersucht, ob umliegende Lymphknoten (N) und/oder fernliegende Organe mit Metastasen (M) befallen sind. Abhängig davon wird die Erkrankung in verschiedene Stadien unterteilt.

T **Tumorgröße**	
T0	kein Tumor nachweisbar
Tis	Carcinoma in situ, nicht invasiv
T1	bis 2 cm
T1mic	Mikroinvasion bis 0,1 cm
T1a	>0,1 cm aber ≤ 0,5 cm
T1b	> 0,5 cm bis 1 cm
T1c	> 1 cm bis 2 cm
T2	> 2 cm bis 5 cm
T3	> als 5 cm
T4	jede Größe mit Ausdehnung auf die Brustwand oder Haut

N **Befallene Lymphknoten**	
N0	keine
N1	1–3 in der Achsel
N2	4–9 in der Achsel
N3	10 oder mehr in der Achsel oder unter/über dem Schlüsselbein

M **(Fern-) Metastasen**	
M0	keine nachweisbar
M1	nachweisbar (meist Lunge, Leber, Knochen)

Krankheitsstadien:

Stadium 0	Tis	N0	M0
Stadium I	T1	N0	M0
Stadium IIA	T0,T1	N1	M0
	T2	N0	M0
Stadium IIB	T2	N1	M0
	T3	N0	M0
Stadium IIIA	T0,T1,T2	N2	M0
	T3	N1,N2	M0
Stadium IIIB	T4	N0,N1,N2	M0
Stadium IIIC	Jedes T	N3	M0
Stadium IV	Jedes T	Jedes N	M1

Quelle: Wikipedia, Brustkrebs, https://de.wikipedia.org/wiki/Brustkrebs, 4.12.2016

Welche der folgenden Aussagen lässt sich nicht aus den Tabellen ableiten?

(A) Innerhalb von T1 (Tumorgröße bis 2 cm) wird zwar die Größe noch genauer differenziert, was aber keine Auswirkung auf die Einteilung in die verschiedenen Stadien hat.

(B) Der Nachweis einer Metastase in der Leber ist ausreichend um einen Patienten dem Stadium IV zuzuordnen.

(C) Es ist möglich, dass bei einer Patientin mit T0 Fernmetastasen nachweisbar sind.

(D) Bei der Einordnung in die Unterkategorien des Stadiums III spielt nur die Tumorgröße eine Rolle.

(E) Eine Patientin, bei der kein Tumor nachweisbar ist, kann nicht dem Stadium I zugeordnet werden.

94) Die rhythmische Kontraktion der Herzens erfordert ein elektrisches Aktionspotent al. Dieses Signal wird über spezialisierte Herzzellen generiert und von diesen auf die komplette Herzmuskulatur (Myokard) übertragen. Ein Aktionspotential beinhaltet immer einen kurzzeitigen Anstieg des Potentials zu positiven Werten und einen darauffolgenden Abfall zu den ursprünglichen Werten. Nach der Erregung durch ein Aktionspotential kommt es in den Muskelzellen über intrazelluläre Signalwege zu einer Kontraktion, wodurch sich die Muskelspannung erhöht. Während dieser Phase gibt es zwei charakteristische Perioden, in denen die spezialisierten Reizleitungszellen nicht erneut (absolut refraktär), bzw. nur vermindert (relativ refraktär) Aktionspotentiale erzeugen und weiterleiten können und damit auch keine vollständige Kontraktion auslösen können.

In der folgenden Grafik ist der zeitliche Ablauf eines Aktionspotentials und einer Muskelkontraktion in Abhängigkeit des Potentials und der Muskelspannung dargestellt.

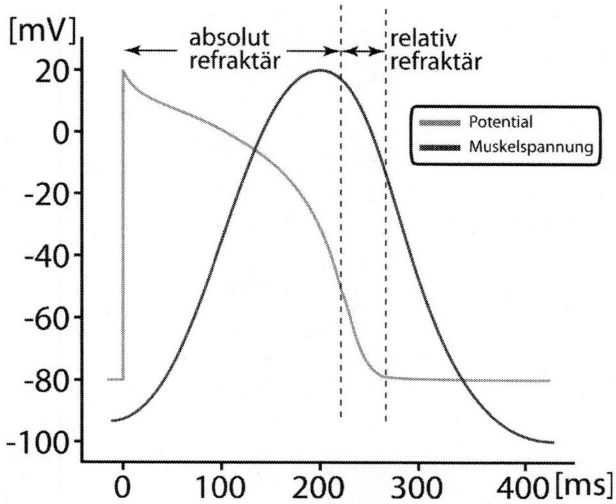

Quelle: Wikipedia, Herzmuskel, https://de.wikipedia.org/wiki/Herzmuskel, 5.12.2016

Welche Aussage lässt sich aus diesen Informationen ableiten?

(A) Das Aktionspotential und die Muskelkontraktion dauern in etwa gleich lang.
(B) Erst wenn das Aktionspotential wieder auf die ursprünglichen Werte zurückgefallen ist, kann das Herz wieder mit voller Kraft kontrahieren.
(C) 200 ms nach Beginn des Aktionspotentials beginnt die Kontraktion der Herzmuskelzellen.
(D) Das Aktionspotential dauert in etwa 400 ms.
(E) In der absolut refraktären und in der relativ refraktären Phase kann kein erneutes Aktionspotential entstehen.

95) Der Körper benötigt für die Biosynthese von Proteinen Aminosäuren. Jedoch können nicht alle dieser Aminosäuren vom Körper synthetisiert werden. Diejenigen, die nicht hergestellt werden können, müssen mit der Nahrung aufgenommen werden und werden als essentiell bezeichnet. Eine Übersicht der empfohlenen Aufnahme an essentiellen Aminosäuren ist im Folgenden dargestellt (Tabelle links). Beispielhaft wird zusätzlich für Threonin der Gehalt in verschiedenen Nahrungsmitteln pro 100 g gezeigt (Tabelle rechts).

Aminosäure	Nahrungsmenge in mg pro kg Körpergewicht pro Tag
Phenylalanin	25 (zusammen mit Tyrosin)
Leucin	39
Methionin	15 (zusammen mit Cystein, Homocystein, s.u.)
Lysin	30
Isoleucin	20
Valin	26
Threonin	15
Tryptophan	4
Histidin	10
Cystein	4

Lebensmittel	Protein ♦	Threonin ♦	Anteil ♦
Rindfleisch, roh	21,26 g	849 mg	4,0 %
Hähnchenbrustfilet, roh	23,09 g	975 mg	4,2 %
Lachs, roh	20,42 g	860 mg	4,2 %
Hühnerei	12,58 g	556 mg	4,4 %
Kuhmilch, 3,7 % Fett	3,28 g	148 mg	4,5 %
Walnüsse	15,23 g	596 mg	3,9 %
Weizen-Vollkornmehl	13,70 g	395 mg	2,9 %
Mais-Vollkornmehl	6,93 g	261 mg	3,8 %
Reis, ungeschält	7,94 g	291 mg	3,7 %
Erbsen, getrocknet	24,55 g	872 mg	3,6 %

Quellen: Wikipedia, Essentielle Aminosäuren, https://de.wikipedia.org/wiki/Essentielle_Aminosäure, 5.12.2016; Wikipedia, Threonin, https://de.wikipedia.org/wiki/Threonin, 5.12.2016

Welche Aussage lässt sich nicht aus den Tabellen ableiten?

(A) Ein Hähnchenbrustfilet enthält unter den aufgeführten Lebensmitteln die größte Menge an Threonin pro 100 g.

(B) 200 g Rindfleisch pro Tag sind für eine 100 kg schwere Person ausreichend, um den täglichen Threonin Bedarf zu decken.

(C) Ein Veganer muss eine größere Menge an threoninhaltigen Lebensmitteln zu sich nehmen als eine Person, die Fleisch isst.

(D) Eine Person, die 60 kg wiegt, muss im Schnitt in der Woche ungefähr 6,3 g Threonin mit der Nahrung aufnehmen.

(E) Kuhmilch hat den geringsten Anteil an Threonin pro 100 g unter den aufgeführten Lebensmitteln.

96) Zur Untersuchung der therapeutischen Wirksamkeit von Medikamenten werden diese in Studien mit der Gabe von Placebos (Tabletten ohne Wirkstoff) und einer Kontrollgruppe, die keine Therapie/Tabletten erhält, verglichen. Die folgende Abbildung zeigt, wie so eine Untersuchung theoretisch aussehen kann. Im ersten Teil ist der Verlauf der Krankheit gegen die Zeit, die nach dem Auftreten der Krankheit vergangen ist, aufgezeichnet. Hier gilt: Ein Medikament ist therapeutisch wirksam, wenn $t_1 < t_2$, und therapeutisch unwirksam, wenn $t_1 = t_2$. Letzteres würde bedeuten, dass Medikament und Placebo den gleichen Einfluss auf den Krankheitsverlauf haben. Im zweiten Teil der Abbildung wird dargestellt, dass Untersuchungen immer einer statistischen Streuung unterlieger. So werden die Zeitpunkte t_1, t_2 und t_3 aus den Mittelwerten der Häufigkeitsverteilungen ermittelt.

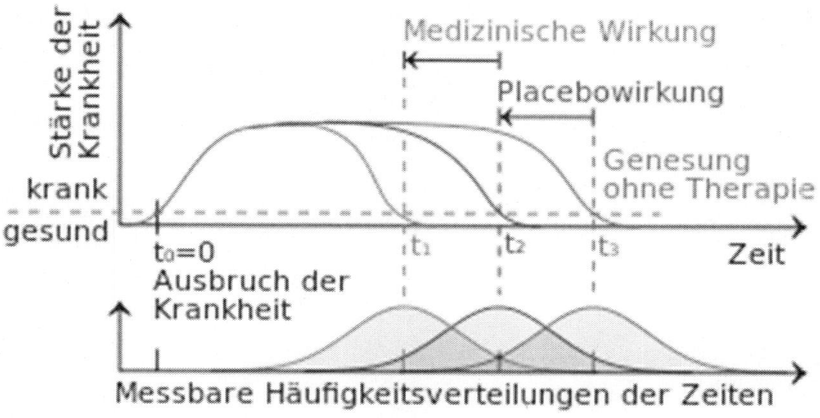

Quelle: Wikipedia, Schirm C., Therapeutische Wirksamkeit, https://de.wikipedia.org/wiki/Therapeutische_Wirksamkeit, 5.12.2016

Prüfen Sie die folgenden Aussagen:

I. Ein Medikament, das als therapeutisch unwirksam eingestuft wurde, beschleunigt nicht den Heilungsprozess im Vergleich zu keiner Medikamentengabe.
II. Bei einem therapeutisch wirksamen Medikament ist dessen Gabe zwingend zur Genesung des Patienten notwendig.
III. Bei manchen Patienten, die nur ein Placebo erhalten, kommt es trotz nachgewiesener Wirksamkeit des Medikaments zu einer schnelleren Heilung als bei Patienten, die das Medikament einnehmen.

Welche der Aussagen lässt bzw. lassen sich aus den Informationen ableiten?

(A) Nur Aussage I ist ableitbar.
(B) Nur Aussage II ist ableitbar.
(C) Nur Aussage III ist ableitbar.
(D) Nur die Aussagen I und II sind ableitbar.
(E) Alle Aussagen sind ableitbar.

5. Test

Mit dieser Aufgabengruppe wird die Fähigkeit geprüft, Diagramme und Tabellen richtig zu analysieren und zu interpretieren. Suchen Sie jeweils unter den Lösungsvorschlägen die richtige Antwort auf die gestellte Frage aus, und markieren Sie diese auf dem Antwortbogen. Zur Beantwortung sollen ausschließlich die in der Aufgabe dargebotenen Informationen herangezogen werden.

Markieren Sie auf Ihrem Antwortbogen für jede Aufgabe die richtige Antwort.

Zur Bearbeitung der folgenden **24 Aufgaben** stehen **60 Minuten** zur Verfügung.

97) Die Bakterienart *Escherichia coli* zeichnet sich durch ein zweiphasiges Wachstum beim Vorhandensein von zwei verschiedenen Energiequellen aus. Hierbei wird zunächst nur eine der beiden Quellen benutzt, bis sie verbraucht ist. Erst dann wird die zweite Quelle zur Ernährung genutzt. Im Fall von *Escherichia coli* liegt das an dem Lactose-abbauenden Enzym ß-Galactosidase, was nur bei der Nichtexistenz von Glukose bei gleichzeitiger Verfügbarkeit von Laktose gebildet wird. Die glukoseabbauenden Enyzme des Bakteriums werden durchgehend synthetisiert.

In der Abbildung ist die Entwicklung der Zelldichte einer Bakterienkultur mit der Verfügbarkeit von Glucose und Laktose gegen die Zeit aufgetragen.

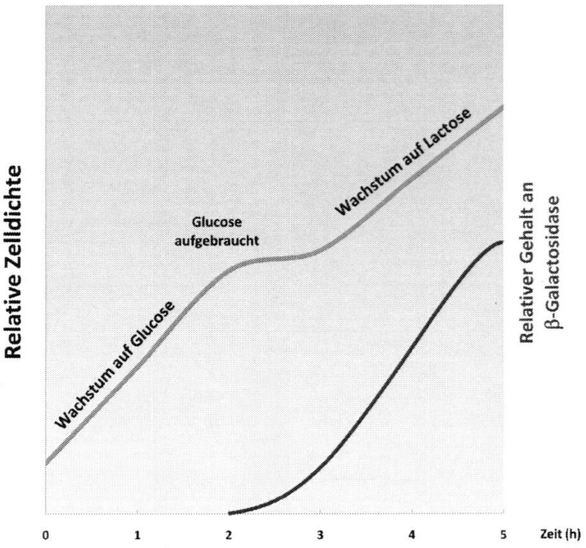

Quelle: Wikipedia, Diauxie, https://de.wikipedia.org/wiki/Diauxie, 5.12.2016

Welche Aussage lässt sich aus den Informationen ableiten?

(A) Das Bakterienwachstum und der relative Gehalt an ß-Galactosidase verhalten sich direkt proportional zueinander.
(B) Es dauert ungefähr fünf Stunden bis beide Nährstoffe verbraucht sind.
(C) Nach dem Verbrauchen von Glukose werden weiterhin glukoseabbauende Enzyme hergestellt.
(D) Der Verbrauch von Glukose ist der einzige Grund, warum nach zwei Stunden der relative Gehalt an ß-Galactosidase steigt.
(E) Je höher der Gehalt an Glukose ist, desto weniger Energie gewinnt die Bakterienkultur Energie aus Laktose.

98) Die Strahlentherapie ist ein Fachgebiet in der Medizin, das besonders bei bösartigen Tumorerkrankungen eingesetzt wird. Die Anwendung basiert auf dem Einsatz von ionisierender Strahlung, mit der das Voranschreiten der Krankheit gestoppt werden soll. Besonders wichtig ist eine genaue Dosierung der Strahlen um umliegendes Gewebe nicht zu verletzen. In der folgenden Abbildung sind die Auswirkungen einer Strahlentherapie in Abhängigkeit der Dosis dargestellt.

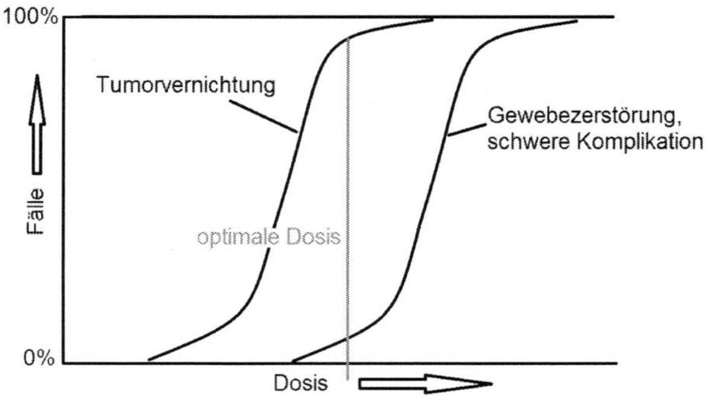

Quelle: Wikipedia, Strahlentherapie, https://de.wikipedia.org/wiki/Strahlentherapie, 6.12.2016

Welche Aussage zu der Abbildung ist richtig?

(A) Auch bei der optimalen Dosis kann es bei Patienten zu schweren Komplikationen kommen.
(B) Bei einer Dosis, bei der in über 50% der Fälle der Tumor vernichtet wird, wird häufig auch umliegendes Gewebe zerstört.
(C) Ein Patient, bei dem der Tumor komplett vernichtet wird, hat immer schwere Komplikationen und Gewebezerstörung.
(D) Bei einer großen Mehrheit der Patienten, die die optimale Dosis erhalten, ist eine Vernichtung des Tumors bei gleichzeitigen schweren Komplikationen zu erwarten.
(E) Die optimale Dosis beschreibt den größtmöglichen horizontalen Abstand zwischen Tumorvernichtung und Gewebezerstörung.

99) Bei der Bestrahlung von Patienten können verschiedene Substanzen eingesetzt werden, die unterschiedliche physikalische Eigenschaften haben. Das am häufigsten eingesetzte Mittel ist eine Bestrahlung mit Elektronen, die nur wenige Zentimeter in das Gewebe eindringen. Nachteil dieser Behandlung ist die weite Streuung der Strahlen, da die Elektronen bei der Absorption im Gewebe Bremsstrahlung freisetzt, die unkontrolliert in tiefere Gewebsschichten eindringt. Diesen Nachteil hat eine Bestrahlung mit Protonen nicht, da sie gezielt und kontrolliert deutlich tiefer ins Gewebe eindringen können, ohne eine unberechenbare Bremsstrahlung auszulösen. Im folgenden Diagramm ist die Intensität der Strahlen in Abhängigkeit der Gewebetiefe dargestellt. Je höher die Intensität, desto höher ist auch die Schädigung des Gewebes. Die Einheit MeV steht dabei für die Energiemenge der Strahlung.

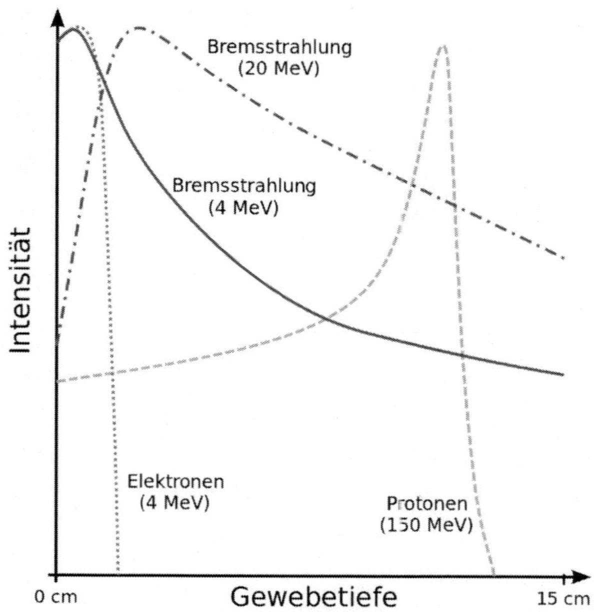

Welche Aussage lässt sich nicht aus den Informationen ableiten?

(A) Bei einer Bestrahlung mit Protonen kommt es auch zu einer Gewebsschädigung in oberflächlichen Schichten.
(B) Die Energiemenge und die Gewebetiefe, in die die Strahlung eindringt, verhalten sich nicht proportional zueinander.
(C) Ein Tumor, der ungefähr 12 cm unter der Haut liegt, lässt sich am besten mit Hilfe von Protonenstrahlung behandeln.
(D) Je höher die Energiemenge ist, desto tiefer im Gewebe wird die maximale Intensität erreicht.
(E) Bei einer Bestrahlung mit Elektronen werden nur die obersten Zentimeter des Gewebes geschädigt.

100) Zur Untersuchung der Bevölkerungsentwicklung wird jährlich die Zahl der Schwangerschaftsabbrüche, die in deutschen Krankenhäusern gemacht werden, festgehalten und im Verlauf der Zeit untersucht. In der Tabelle sind die Zahlen der Schwangerschaftsabbrüche für die Jahre 2008-2011 in Abhängigkeit des Alters der Schwangeren dargestellt.

Merkmale	2008	2009	2010	2011
Insgesamt	114 484	110 694	110 431	108 867
				Alter von ... bis unter ... Jahren
unter 15	475	399	440	374
15 bis 18	4 872	4 510	4 044	3 652
18 bis 20	8 428	7 974	7 458	6 887
20 bis 25	27 790	26 827	27 131	27 054
25 bis 30	25 938	25 303	25 425	25 152
30 bis 35	20 915	21 060	21 438	21 886
35 bis 40	17 259	16 174	15 965	15 655
40 bis 45	8 102	7 819	7 825	7 511
45 bis 50	685	612	698	674
50 und mehr	20	16	7	22

Quelle: Statistisches Bundesamt, Schwangerschaftsabbrüche, https://www.destatis.de/DE/ZahlenFakten/GesellschaftStaat/Gesundheit/Schwangerschaftsabbrueche/Tabellen/Alter.html, 6.12.2016

Welche Aussage lässt sich aus diesen Informationen ableiten?

(A) Der relative Anteil der Schwangerschaftsabbrüche in der Gruppe „40 - 45" an der Gesamtanzahl nimmt in den 4 Jahren stetig zu.

(B) In dem untersuchten Zeitraum wurde die Zahl der Minderjährigen, die einen klinischen Schwangerschaftsabbruch machte, immer geringer.

(C) Die Zahl der Geburten nimmt in den 4 Jahren zu.

(D) Im Jahr 2010 haben insgesamt 110431 Schwangere ihr Kind in einem deutschen Krankenhaus abgetrieben.

(E) Die Zahl der Frauen, die trotz einer Schwangerschaft kein Kind bekommen, ist zwischen 2008 und 2011 rückläufig.

101) Zur Untersuchung einer Hepatitis B-Infektion werden bei einer Blutentnahme verschiedene serologische Konstellationen überprüft. Zur Beurteilung der Infektion werden fünf verschiedene Parameter benötigt. Das sind zum einem die vom Körper gebildeten Antikörper gegen zwei verschiedene Formen des Hepatitis-Virus (anti-HBs und anti-HBe) und zum anderen die auf der Oberfläche des Virus exprimierten Antigene (HBs-Antigen und HBe-Antigen). Als letzter Parameter wird untersucht, ob DNA des Virus im Blut nachgewiesen werden kann.

In der folgenden Tabelle sind die unterschiedlichen Interpretationen der verschiedenen Konstellationen dargestellt. Es werden immer alle Parameter untersucht. Die eingeklammerten Parameter sind aber für die jeweilige Diagnosestellung nicht ausschlaggebend.

anti-HBs	HBs-Antigen	anti-HBe	HBe-Antigen	HBV-DNA	Interpretation
pos.	(neg.)	(neg.)	(neg.)	(neg.)	Zustand nach Impfung
pos.	(neg.)	(neg./pos.)	(neg.)	(neg.)	alte, klinisch ausgeheilte Infektion
(neg.)	**pos.**	neg.	**pos.**	**hochpos.**	hochvirämische Infektion
(neg.)	**pos.**	**pos.**	neg.	**pos.**	niedrigvirämische Infektion

Quelle: Wikipedia, Hepatitis B, https://de.wikipedia.org/wiki/Hepatitis_B, 6.12.2016

Welche Aussage kann man aus diesen Informationen ableiten?

(A) Es ist nie möglich, anhand der Parameter den „Zustand nach Impfung" und eine „alte, klinisch ausgeheilte Infektion" zu unterscheiden.
(B) Das Vorliegen von „anti-HBe" Antikörpern führt zu einem schwächeren Verlauf der Infektion.
(C) Auch nach einer Infektion ist noch DNA des Hepatitis B Virus nachzuweisen.
(D) Der Nachweis des „HBs-Antigens" ist ausreichend, um eine Infektion nachzuweisen.
(E) Bei einer Impfung kommt es zur kurzzeitigen Infektion mit dem Hepatitis B-Virus, in dessen Folge „anti-HBs" Antikörper gebildet werden.

102) Zur Diagnose von HIV wird in Deutschland in erster Instanz der ELISA-Test durchgeführt, der aufgrund seiner geringen Kosten einfach und schnell durchzuführen ist, aber auch eine große Ungenauigkeit aufweist. Im Folgenden ist das Ergebnis in einer Vierfeldertafel festgehalten, wenn man die gesamte deutsche Bevölkerung diesem Test unterziehen würde.

ELISA-Test	HIV positiv	HIV negativ	Summe
HIV-Test positiv	66.933	82.000	148.933
HIV-Test negativ	67	81.851.000	
Summe	67.000		82.000.000

Auffällig ist, dass eine Großzahl an Personen, die einen positiven HIV-Test haben, trotzdem nicht an dem Virus erkrankt ist. Daher wird in Deutschland zum sicheren Nachweis einer HIV-Infektion ein zusätzlicher Western-Blot-Test durchgeführt und mit dem ELISA-Test kombiniert.

kombinierter Test	HIV positiv	HIV negativ	Summe
HIV-Test positiv	66.933	328	67.261
HIV-Test negativ	67	81.932.672	
Summe	67.000		82.000.000

Quelle: Wikipedia, Beurteilung eines binären Klassifikators, https://de.wikipedia.org/wiki/Beurteilung_eines_binären_Klassifikators#Spezifit.C3.A4t_und_Falsch-Positiv-Rate, 6.12.2016

Prüfen Sie die folgenden Aussagen:

I. Die Kombination der beiden Tests erhöht die Wahrscheinlichkeit, dass eine HIV-positive Person auch einen positiven HIV-Test hat.
II. Bei einem negativen ELISA-Test bringt die Durchführung des Western-Blot-Tests keinen Vorteil in der Beurteilung einer HIV-Infektion.
III. Bei alleiniger Durchführung des ELISA-Tests werden mehr als die Hälfte der Personen einer falschen Gruppe zugeordnet.

Welche der Aussagen lässt bzw. lassen sich aus den Tabellen ableiten?

(A) Nur Aussage I ist ableitbar.
(B) Nur Aussage II ist ableitbar.
(C) Nur Aussage III ist ableitbar.
(D) Nur die Aussagen I und II sind ableitbar.
(E) Alle Aussagen sind ableitbar.

103) Das folgende Diagramm zeigt die 20 häufigsten Krebsarten, die in Deutschland im Jahr 2007 zum Tod geführt haben. Auf der Abszisse ist die Zahl der gestorbenen Patienten pro 100 000 Einwohner (Mortalitätsrate) für Männer und Frauen und die verschiedenen Krebsarten aufgeführt. In der Klammer wird die genaue Mortalitätsrate (erster Wert) und der Anteil an der geschlechterspezifischen Gesamtzahl der gestorbenen Personen (zweiter Wert, in %) angegeben.

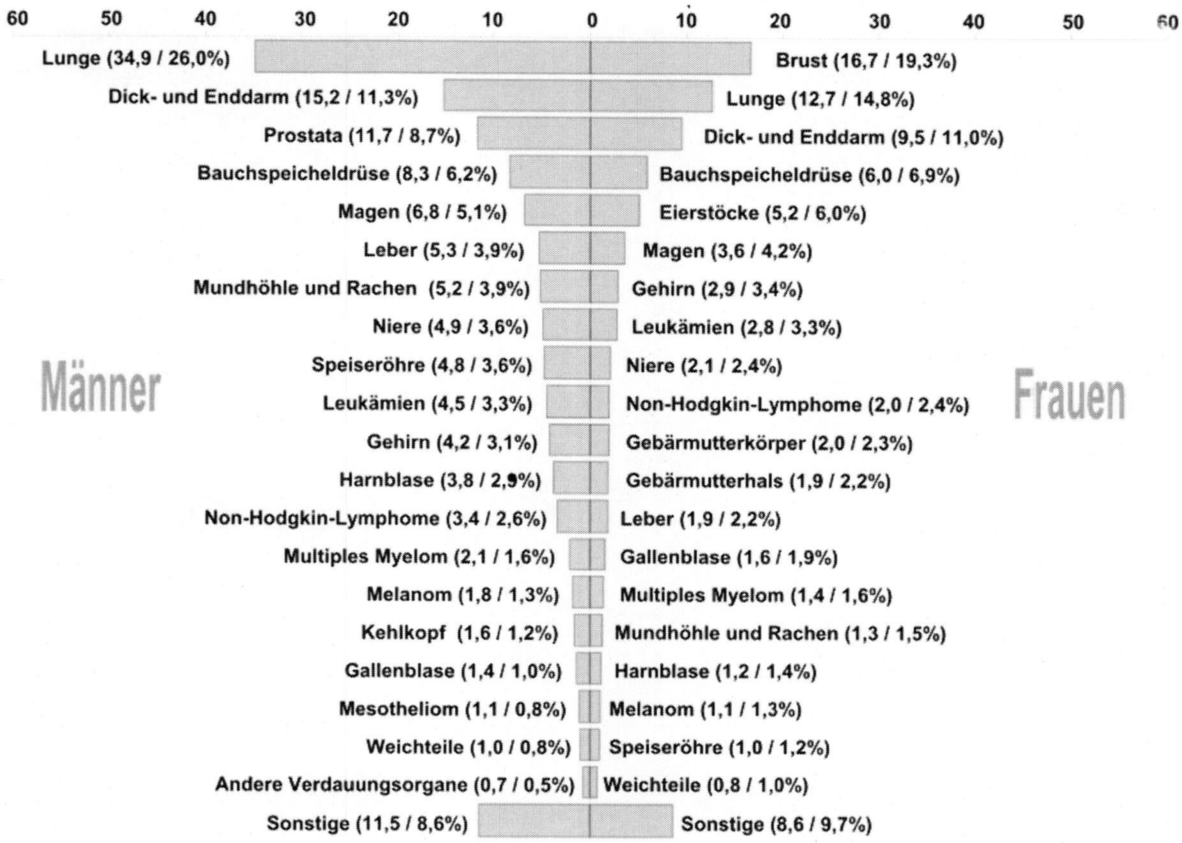

Quelle: Wikipedia, Malignes Melanom, https://de.wikipedia.org/wiki/Malignes_Melanom, 6.12.2016

Welche Aussage lässt sich aus diesem Diagramm ableiten?

(A) Insgesamt sind mehr Personen an Dick-und Enddarmkrebs gestorben als an Brustkrebs.
(B) Bei den unter „Sonstige" aufgeführten an Krebs gestorbenen Patienten ist die Herkunft des Tumors unbekannt.
(C) Im Jahr 2007 war die Zahl der an einem Karzinom gestorbenen Frauen größer als die entsprechende Zahl der Männer.
(D) Lungenkrebs ist die am häufigsten auftretende Krebsart in Deutschland.
(E) Männer sind häufiger von einer Krebserkrankung betroffen als Frauen.

104) Das menschliche Sehen wird durch spezialisierte Nervenzellen, die auf der Netzhaut im Auge liegen ermöglicht. Diese Zellen bestehen aus Stäbchen und Zäpfchen, die unterschiedliche Eigenschaften haben. Die Stäbchen reagieren besonders lichtempfindlich und werden bei der Anwesenheit von Licht aktiviert. Die Zäpfchen wiederum sind weniger lichtempfindlich und dienen dem Sehen von Farben. Es gibt drei unterschiedliche Arten, die entweder rot-, blau- oder grünempfindlich sind. Das Nervensystem kombiniert dann die Informationen der unterschiedlichen Zäpfchen und fügt sie zu einem homogenen Bild zusammen. Das Farbensehen ist aber nur bei der Anwesenheit von Licht möglich, da die Zäpfchen nur bei vorheriger Aktivierung der Stäbchen Reize weiterleiten können. In dem Diagramm ist die relative Empfindlichkeit dieser spezialisierten Nervenzellen für bestimmte Wellenlängen des Lichts dargestellt. S, M und L sind die Zäpfchen (blau, grün, rot) und R steht für die Stäbchen.

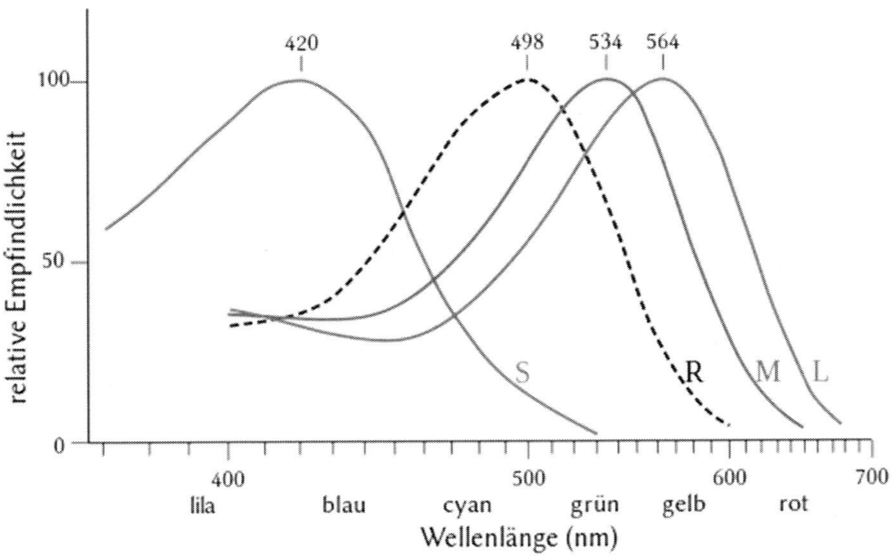

Quelle: Wikipedia, Netzhaut, https://de.wikipedia.org/wiki/Netzhaut, 8.12.2016

Welche Aussage lässt sich aus diesen Informationen ableiten?

(A) Licht mit einer Wellenlänge von 650 nm kann nicht alleine, sondern nur gemischt mit anderen Wellenlängen, wahrgenommen werden.

(B) Blaues Licht mit einer Wellenlänge von 420 nm wird nur von den blauempfindlichen Zäpfchen erfasst.

(C) Blauempfindliche Zäpfchen reagieren bei reinem Licht der Wellenlänge 500 nm empfindlicher als die anderen Zäpfchen.

(D) Weißes Licht, eine Mischung aller Wellenlänge, wird nur von den Stäbchen wahrgenommen.

(E) Es gibt eine Wellenlänge, an der alle drei Zäpfchenarten die gleiche relative Empfindlichkeit haben.

105) Ein wichtiger Parameter bei der Untersuchung der Umweltauswirkungen, die auf der Welt durch den erhöhten Kohlendioxid-Ausstoß auftreten, ist die Entwicklung der Bevölkerungszahlen. Mit Hilfe des Bevölkerungswachstums kann man grob abschätzen, wie sich die Nachfrage nach Energie, Nahrungsmittel, etc. in den kommenden Jahren entwickeln wird. Mit diesen Informationen kann man dann Rückschlüsse auf das Erkrankungsrisiko ziehen, welches sich bei steigender Umweltbelastung stark erhöht.

In den folgenden Grafiken sind die Bevölkerungsentwicklung und das relative Wachstum der Weltbevölkerung der letzten 3000 Jahre dargestellt.

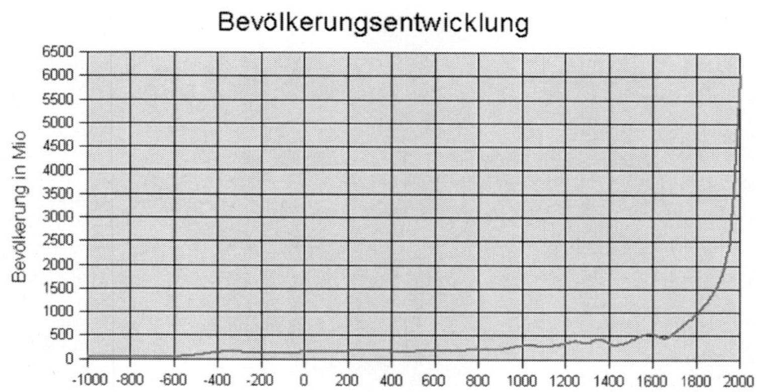

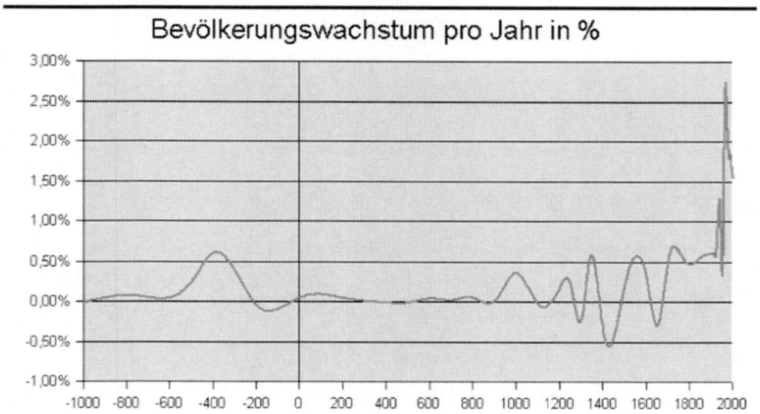

Quelle: Wikipedia, Umweltauswirkung, https://de.wikipedia.org/wiki/Umweltauswirkung, 9.12.2016

Prüfen Sie die folgenden Aussagen:

I. Im Jahr 2000 ist die Zahl der Weltbevölkerung leicht gesunken.
II. In dem Zeitraum zwischen 1600 und 1800 kam es zu einem Sinken der Bevölkerungszahl.
III. Ein dauerhaft positives Bevölkerungswachstum führt zu einem exponentiellen Anstieg der Bevölkerungszahlen.

Welche der Aussagen lässt bzw. lassen sich aus den Informationen ableiten?

(A) Nur Aussage I ist ableitbar.
(B) Nur Aussage II ist ableitbar.
(C) Nur die Aussagen I und II sind ableitbar.
(D) Nur die Aussagen I und III sind ableitbar.
(E) Nur die Aussagen II und III sind ableitbar.

106) Um die Auswirkungen des Klimawandels auf die Umwelt und die Gesundheit zu verstehen, muss man die unterschiedlichen Einflüsse, die die verschiedenen Bestandteile der Erdatmosphäre auf die Strahlung haben, nachvollziehen können. In der Atmosphäre gibt es zwei Strahlungsquellen, die von großer Relevanz sind. Das ist zum einen die Strahlung der Sonne und zum anderen die Wärmestrahlung, die die Erde in den Kosmos abgibt. In der Abbildung sind die Intensität der Strahlungen und die Absorption bzw. Streuung der unterschiedlichen Bestandteile abhängig von der Wellenlänge dargestellt.

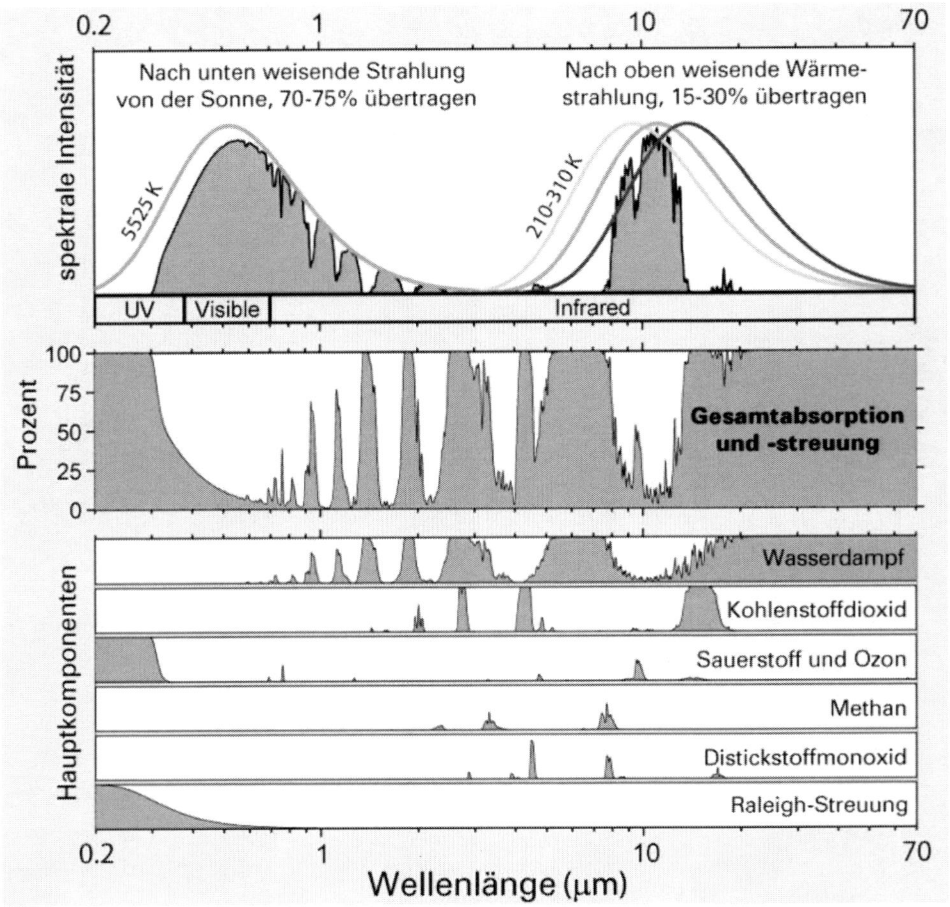

Quelle: Wikipedia, Globale Erwärmung, https://de.wikipedia.org/wiki/Globale_Erwärmung, 9.12.2016

Welche Aussage lässt sich aus diesen Informationen nicht ableiten?

(A) Kohlenstoffdioxid absorbiert vor allem die Wärmestrahlung der Erde.
(B) Das Fehlen von Sauerstoff und Ozon erhöht die UV-Strahlung auf der Erde.
(C) Die sichtbare Strahlung der Sonne wird nur sehr wenig absorbiert.
(D) Methan spielt bei der Absorption der dargestellten Strahlung nur eine untergeordnete Rolle.
(E) Wasserdampf absorbiert bei einer Wellenlänge von 2 μm etwa die gleiche Intensität wie bei 7 μm.

107) Bei der Kinderwunschberatung von Paaren spielt das Alter der Frau eine große Rolle. Einhergehend mit den Möglichkeiten selbst im Alter ab 40 die Wahrscheinlichkeit einer Schwangerschaft zu erhöhen, muss immer auch über die Risiken aufgeklärt werden. So erhöht sich die Wahrscheinlichkeit einer Genommutation deutlich. In dem Diagramm ist die Wahrscheinlichkeit der Trisomie 21 (Vorhandensein von drei Chromosomen 21) und die Gesamtwahrscheinlichkeit aller überlebensfähigen Trisomien dargestellt.

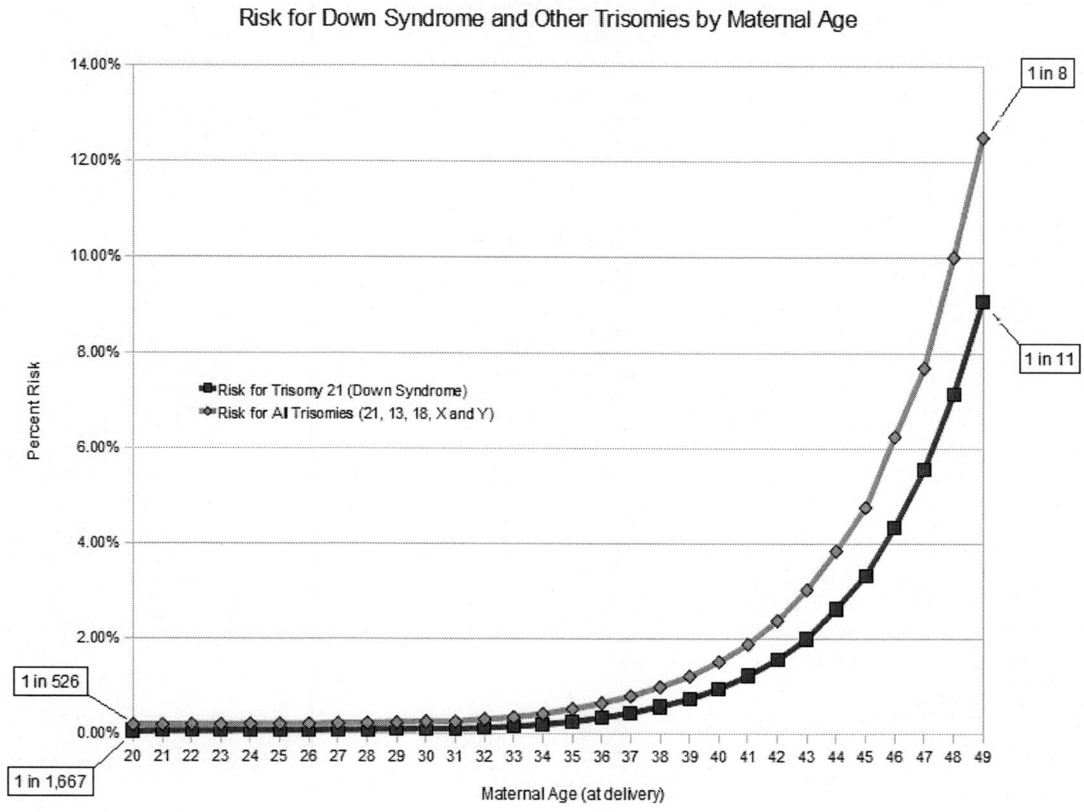

SOURCES:
Hook EB, Cross PK, Schreinemachers DM. Chromosomal abnormality rates at amniocentesis and in live-born infants. JAMA 1983;249(15):2034-38.
Newberger, D., Down Syndrome: Prenatal Risk Assessment and Diagnosis. American Family Physician. 2001.
Down syndrome births in the United States from 1989 to 2001. Egan JF - Am J Obstet Gynecol - 01-SEP-2004; 191(3): 1044-8.

Quelle: Wikipedia, Genommutation, https://de.wikipedia.org/wiki/Genommutation, 9.12.16

Welche Aussage lässt sich aus diesen Informationen ableiten?

(A) Bringt eine Mutter ein Kind mit einer Trisomie zur Welt, dann ist die Wahrscheinlichkeit, dass dieses Kind Trisomie 21 hat, bei einer 49-jährigen Frau höher als bei einer 20-jährigen Frau.
(B) Bei den meisten Kindern mit einer Trisomie war die Mutter bei der Geburt über 40 Jahre alt.
(C) Trisomie 21 ist die einzige Genommutation, bei der das Kind eine Chance hat zu überleben.
(D) Die Wahrscheinlichkeit, ein Kind mit einer Trisomie zu gebären, erhöht sich bei einer 49-jährigen Frau um den Faktor 40 im Vergleich zu einer 20-jährigen Frau.
(E) Bei den 43-jährigen Müttern hat im Schnitt jedes 100ste Kind Trisomie 21.

108) Zur Einschätzung des gesundheitsschädigenden Verhaltens der deutschen Bevölkerung wurde die Zahl der Raucher ab 15 Jahren in einer Umfrage erfasst. Damit kann untersucht werden, inwiefern Präventionsmaßnahmen in der Bevölkerung Wirkung zeigen. Im Folgenden ist das Ergebnis für 2005 in einer Grafik dargestellt. Zusätzlich wurde in den folgenden Jahren eine ähnliche Umfrage durchgeführt, deren Ergebnis tabellarisch dargestellt ist. Diese Umfragen unterscheiden primär zwischen Raucher und Nichtraucher und beziehen dann die Häufigkeit des Rauchens ein.

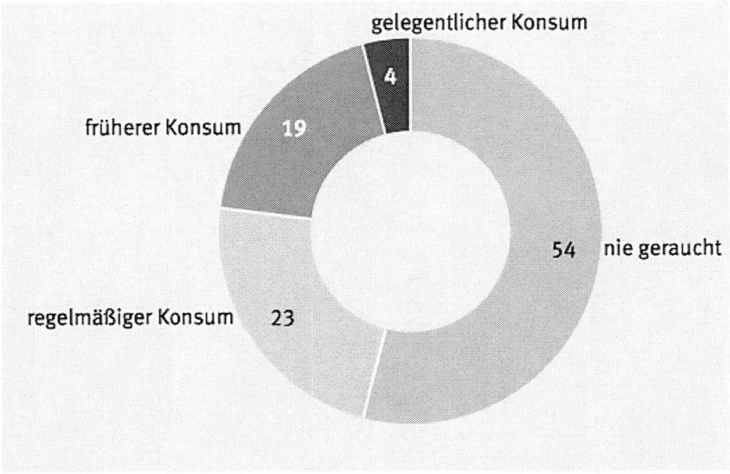

Quelle: Statistisches Bundesamt, Gesundheit auf einen Blick, https://www.destatis.de/DE/Publikationen/Thematisch/Gesundheit/Gesundheitszustand/BroschuereGesundheitBlick0120011099004.pdf?__blob=publicationFile, 9.12.2016

Jahr (aufsteigend), Alter		Rauchverhalten			
		Nichtraucher	Raucher	gelegentliche Raucher	regelmäßige Raucher
2009	15 Jahre und älter	74,3	25,7	3,8	21,9
2013	15 Jahre und älter	75,5	24,5	3,6	20,9

Quelle: Statistisches Bundesamt, k.A., http://www.gbe-bund.de/oowa921-install/servlet/oowa/aw92/WS0100/_XWD_PROC?_XWD_324/19/xs_sortdim/D.000/d/F.IND436/_XWD_350, 9.12.2016

Welche Aussage lässt sich nicht aus diesen Abbildungen ableiten?

(A) Der Anteil der Nichtraucher ist seit 2005 gestiegen.
(B) Anhand der Umfragen von 2009 und 2013 kann man keine Aussagen über den früheren Konsum machen.
(C) Aus dem Rückgang des Raucheranteils kann man schließen, dass sich der Anteil der Personen mit „früherem Konsum“ im Laufe der Jahre erhöht hat.
(D) Der Rückgang des Raucheranteils verläuft annähernd konstant.
(E) Die Zahl der gelegentlichen Raucher ist bei jeder Umfrage kleiner als die Zahl der regelmäßigen Raucher.

109) Die Vermeidung einer Krebserkrankung ist die Aufgabe der Krebsprävention. Dies geschieht hauptsächlich durch Minimierung der Hauptrisikofaktoren einer Krebserkrankung, die im Folgenden dargestellt sind.

Risikofaktor	Anteil an der Krebsentstehung	gefährdete Organe
Rauchen	25 bis 30 %	Mundhöhle, Speiseröhre, Kehlkopf, Lunge, Bauchspeicheldrüse, Harnblase, Gebärmutterhals, Niere und Blut
Ernährung und Übergewicht	20 bis 40 %	Mundhöhle, Speiseröhre, Kehlkopf, Bauchspeicheldrüse, Magen, Darm, Brust und Prostata
Alkohol	3 %	Mundhöhle, Rachen, Speiseröhre, Kehlkopf und Leber
berufliche Faktoren	4 bis 8 %	Lunge und Harnblase
genetische Faktoren	5 %	Auge, Darm, Brust, Eierstöcke und Schilddrüse
Infektionen	5 %	Leber, Gebärmutterhals, lymphatisches System, blutbildendes System und Magen
Luftschadstoffe	2 %	Lunge

Quelle: Wikipedia, Krebsprävention, https://de.wikipedia.org/wiki/Krebsprävention, 9.12.2016

Anhand dieser Kriterien kann man vier unterschiedliche Präventionsmaßnahmen unterscheiden. Zu diesen gehört:

1. Reduktion des Kontakts mit krebserregenden Stoffen
2. Umstellung der Ess- und Alltagsgewohnheiten
3. Impfungen
4. Vorbeugen von erhöhter genetischer Prädisposition

Welche Aussage lässt sich nicht aus diesen Informationen ableiten?

(A) Das Abnehmen einer weiblichen Brust aufgrund einer Genmutation kann zur Krebsprävention zählen.
(B) Bei der Entstehung von Blutkrebs ist Rauchen der größte Faktor der krebserregenden Stoffe.
(C) Eine Kampagne gegen das Rauchen wird u.a. zur Krebsprävention gezählt.
(D) Impfungen haben zur Folge, dass bestimmte Krebsarten nicht mehr auftreten.
(E) Die dargestellten Faktoren beeinflussen nur die Entstehung von Krebs und sind nicht alleine dafür verantwortlich.

110) Bei einem Kind mit einer tiefgehenden Entwicklungsstörung wird oft Autismus diagnostiziert. Die Kinder haben große Probleme ihr soziales Umfeld zu verstehen, da sie nur eingeschränkt in der Lage sind mit anderen zu kommunizieren. Es fällt ihnen schwer Mimik oder Gestik zu deuten und Gesagtes richtig zu verstehen. Die Diagnosezahlen des Autismus in den USA sind im Laufe der Jahre stark angestiegen. In der Abbildung ist die relative Entwicklung der Zahl der Neudiagnosen von Autismus in den USA in Relation zu 1992 dargestellt (Viereck). Zusätzlich ist noch die relative Entwicklung der Neudiagnose aller Behinderungsformen aufgeführt (Dreieck).

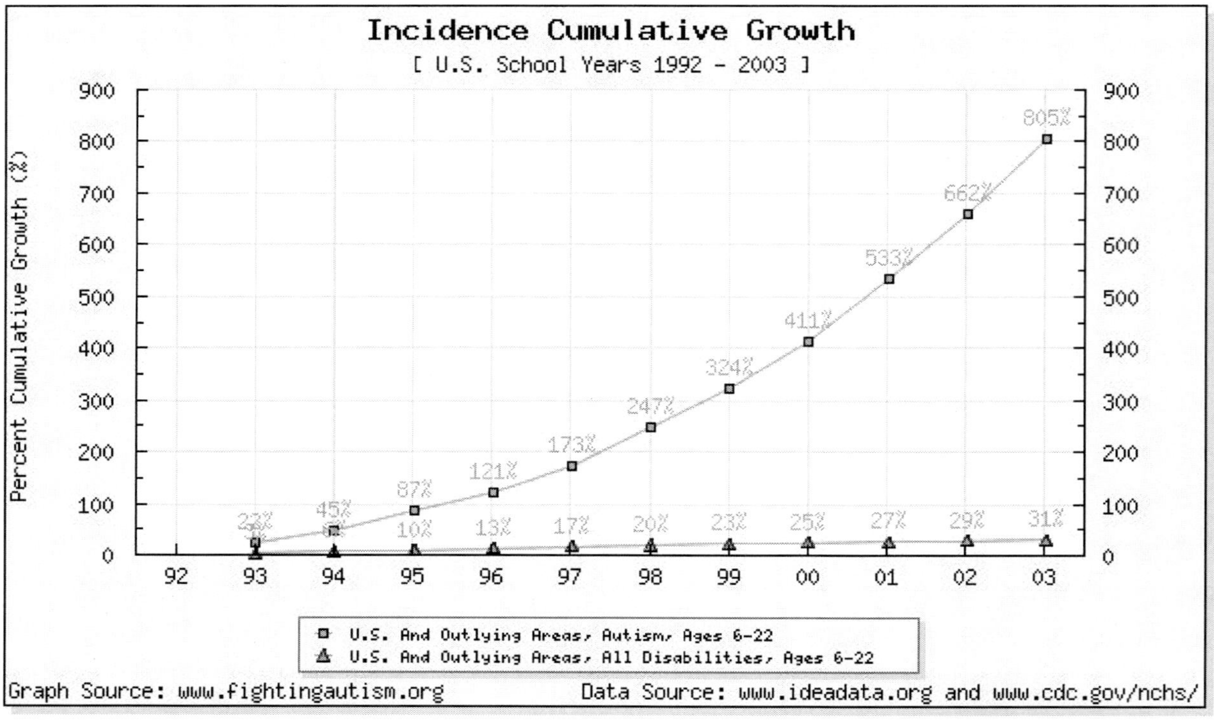

Quelle: Wikipedia, Autismus, https://de.wikipedia.org/wiki/Autismus, 10.12.2016

Welche Aussage lässt sich aus den Informationen ableiten?

(A) Die Zahl der Kinder, bei denen ein Autismus vorliegt, war im Jahr 2000 um etwa 90% höher als die entsprechende Zahl 1999.

(B) Die Diagnose Autismus tritt bei Kindern häufiger auf als die Diagnose einer Behinderung.

(C) In dem dargestellten Zeitraum gab es 1994 den größten relativen Unterschied zwischen der Zahl der Neudiagnosen von Autismus und der des Vorjahres.

(D) In dem dargestellten Zeitraum wurde zwischenzeitlich die Zahl der Autisten in den USA geringer.

(E) Der Anstieg der Neudiagnosen von Autisten lag im Jahr 1996 im Vergleich zum Vorjahr bei 121%.

111) Die DNA im menschlichen Körper ist der wesentliche Träger der Erbinformationen und der Gene. Sie liegt in den meisten Zellen im Zellkern dicht verpackt vor und besteht aus zwei Strängen, bei der sich immer zwei Basen gegenüber aneinanderlagern. Abhängig von der Umgebung sieht diese Zusammenlagerung unterschiedlich aus. Man unterscheidet die am häufigsten vorkommende B-Form, von der A- und der Z-Form, deren Eigenschaften in der folgenden Tabelle dargestellt sind.

Strukturmerkmal	A-DNA	B-DNA	Z-DNA
Drehsinn der Helix	rechts	rechts	links
Durchmesser	≈ 2,6 nm	≈ 2,0 nm	≈ 1,8 nm
Basenpaare pro helikale Windung	11,6	10,0	12 (6 Dimere)
Helikale Windung je Basenpaar (twist)	31°	36°	60° (pro Dimer)
Ganghöhe (Anstieg pro Windung)	3,4 nm	3,4 nm	4,4 nm
Anstieg pro Base	0,29 nm	0,34 nm	0,74 nm (pro Dimer)
Neigungswinkel der Basenpaare zur Achse	20°	6°	7°
Große Furche	eng und tief	breit und tief; Tiefe: 0,85 nm	flach
Kleine Furche	breit und flach	eng und tief; Tiefe: 0,75 nm	eng und tief

Quelle: Wikipedia, DNA, https://de.wikipedia.org/wiki/Desoxyribonukleinsäure, 10.12.2016

Welche Aussage lässt sich nicht aus den Informationen ableiten?

(A) Die Z-DNA hat trotz des kleinsten Durchmessers die meisten Basenpaare pro helikaler Windung.

(B) Ein kurzer DNA-Strang in B-Form, bei dem man experimentell das Vorhandensein von insgesamt 100 Basen ermittelt hat, ist ungefähr 34 nm lang.

(C) Ein Z-DNA-Strang hat bei gleicher Basenanzahl den kleinsten Durchmesser und die größte Länge.

(D) Die drei DNA-Formen sind eindeutig voneinander zu unterscheiden.

(E) Betrachtet man die beiden Formen als Zylinder, dann hat bei gleicher Basenzahl die B-DNA ein größeres Volumen als die A-DNA.

112) In der folgenden Abbildung sind die häufigsten Todesursachen in Deutschland aus dem Jahr 2014 dargestellt. Die Balken zeigen die Anzahl der verstorbenen Personen in Tausend. Es ist jeweils die Anzahl für die Frauen (unten) und für die Männer (oben) dargestellt.

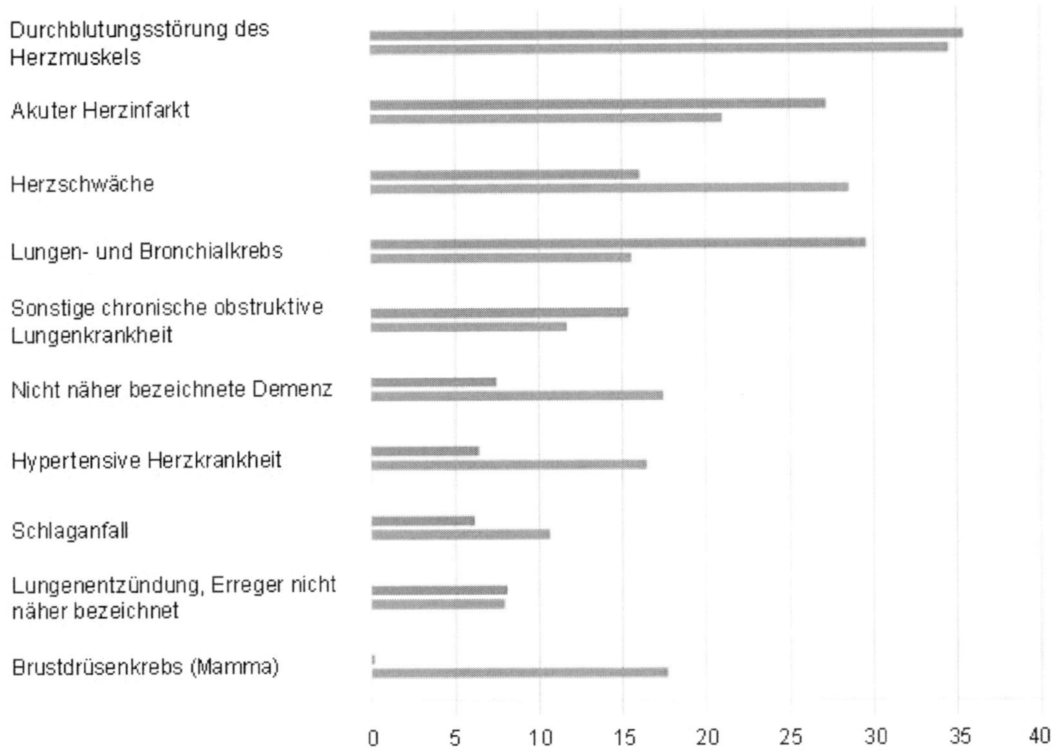

Quelle: Statistisches Bundesamt, Todesursachen, https://www.destatis.de/DE/ZahlenFakten/GesellschaftStaat/Gesundheit/Todesursachen/Todesursachen.html, 29.12.2016

Prüfen Sie die folgenden Aussagen:

I. Obwohl bei den Frauen Brustdrüsenkrebs die vierthäufigste Todesursache war, ist Brustdrüsenkrebs insgesamt, das heißt bei Frauen und Männern zusammen, nur die zehnthäufigste Todesursache.
II. Insgesamt sind mehr Frauen an den aufgeführten Herzerkrankungen gestorben als Männer.
III. Im Jahr 2014 sind ungefähr 140 Tausend Männer gestorben.

Welche der Aussagen lässt bzw. lassen sich aus der Grafik ableiten?

(A) Nur Aussage I ist ableitbar.
(B) Nur Aussage II ist ableitbar.
(C) Nur Aussage III ist ableitbar.
(D) Nur die Aussagen I und II sind ableitbar.
(E) Alle Aussagen sind ableitbar.

113) Mit dem deutlichen Anstieg der Lebenserwartung der letzten Jahrzehnte ist auch die Wahrscheinlichkeit gestiegen im Alter zum Pflegefall zu werden. Diese Entwicklung erhöht den Bedarf an stationären Pflegeeinrichtungen. Daher wird in einem Abstand von zwei Jahren eine Bestandsaufnahme der Einrichtungen, des Personals und der finanziellen Mittel gemacht, um so den zukünftigen Neubedarf abschätzen zu können. In der folgenden Tabelle sind die Ergebnisse der letzten Jahre dargestellt.

	Pflegeheime		Davon nach dem Träger des Heims			Verfügbare Plätze		Durchschnittliche Vergütung für vollstationäre Dauerpflege				Personal insgesamt
	insgesamt	dar. Heime mit vollstationärer Dauerpflege [1]	private	freigemeinnützige	öffentliche	insgesamt	dar. Plätze für vollstationäre Dauerpflege	Pflegesatz der Pflegeklasse			Unterkunft und Verpflegung	
								I	II	III		
	Anzahl	%				Anzahl	%	EUR pro Person und Tag				Anzahl
2001	9 165	*90,9*	*35,9*	*56,0*	*8,2*	674 292	*96,2*	*39,00*	*52,00*	*66,00*	*19,00*	475 368
2005	10 424	*90,3*	*38,1*	*55,1*	*6,7*	757 186	*95,9*	*42,00*	*56,00*	*70,00*	*19,00*	546 397
2007	11 029	*89,9*	*39,2*	*55,1*	*5,8*	799 059	*95,8*	*43,00*	*57,00*	*71,00*	*20,00*	573 545
2009 [2]	11 634	*89,3*	*39,9*	*54,8*	*5,4*	845 007	*95,6*	*44,79*	*58,96*	*73,97*	*20,30*	621 392
2011	12 354	*86,7*	*40,5*	*54,4*	*5,1*	875 549	*94,9*	*45,03*	*59,57*	*74,92*	*20,69*	661 179
2013	13 030	*84,0*	*41,1*	*54,2*	*4,7*	902 882	*93,9*	*46,51*	*61,69*	*77,80*	*21,43*	685 447

Quelle: Statistisches Bundesamt, Statistisches Jahrbuch 2016, https://www.destatis.de/DE/Publikationen/StatistischesJahrbuch/StatistischesJahrbuch2016.pdf?__blob=publicationFile, 10.12.2016

Welche Aussage lässt sich aus diesen Daten ableiten?

(A) Der Anstieg der Anzahl der Pflegeheime ist vor allem durch öffentliche Mittel zu erklären.

(B) Im Jahr 2013 hatten Pflegeheime, die keine vollstationäre Dauerpflege anbieten, im Schnitt weniger Plätze, als solche, die es anbieten.

(C) Im Laufe der Jahre wird die Zahl der Plätze für vollstationäre Pflege geringer.

(D) Die Zahl der freigemeinnützig getragenen Pflegeheime bleibt im untersuchten Zeitraum annähernd konstant.

(E) Der Anstieg der Anzahl der Pflegeheime von 2001 bis 2013 hat zu einem Rückgang des Personals pro Pflegeheim geführt.

114) Elektrische Schläge können für den Menschen lebensbedrohlich werden, da sie wichtige Funktionen des Körpers irreversibel schädigen können. Besonders empfindlich ist hierbei das Herzreizleitungssystem, das die Herzaktivität steuert. In dem folgenden Diagramm sieht man die verschiedenen Auswirkungen, die abhängig von der Stromstärke und der Dauer der Einwirkung entstehen, wenn der Strom den Körper von der linken Hand zum linken Fuß durchläuft.

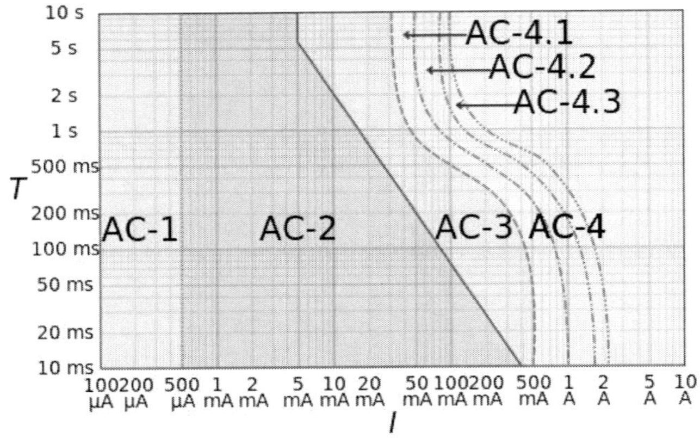

AC-1	Keine Auffälligkeiten
AC-2	Spürbar, ohne Muskelreaktionen
AC-3	Reversible Muskelkontraktionen
AC-4	Irreversible Schäden möglich
AC-4.1	<5 %: Kammerflimmern
AC-4.2	5-50%: Kammerflimmern
AC-4.3	>50%: Kammerflimmern

Quelle: Wikipedia, Electric shock, https://en.wikipedia.org/wiki/Electric_shock, 10.12.2016

Welche Aussage lässt sich aus diesen Informationen nicht ableiten?

(A) Die Dauer des Stromflusses spielt keine Rolle bei der Frage, ob ein Mensch einen Stromstoß spüren kann.

(B) Bei einem elektrischen Schlag, der 50 ms dauert, ist die Spanne der Stromstärken, die AC-4 zugeordnet werden, am größten.

(C) Beim Kontakt mit Strom mit einer Stärke von 100 mA kann die Dauer zwischen reversiblen und irreversiblen Schäden entscheiden.

(D) Wenn ein Patient bei Kontakt mit 200 mA starken Strom ein Kammerflimmern entwickelt, muss er mindestens 300 ms diesem Stromfluss ausgesetzt gewesen sein.

(E) Der Abstand zwischen der unteren und der oberen Grenze der Stufe AC-4.1 bleibt unabhängig von der Dauer der Einwirkung gleich.

115) Ein Herzschlag gliedert sich in zwei Phasen. In der ersten füllen sich die Herzkammern mit Blut aus den Vorhöfen (Diastole). In der zweiten spannt sich der Herzmuskel an und baut einen Druck auf. Wenn der Druck größer wird als der Druck in der angrenzenden Aorta öffnet sich die Aortenklappe und das Blut strömt in das große Gefäß ein, bis der Druck größer ist als in den Herzkammern und die Klappe wieder schließt und sich der Herzmuskel entspannt (Systole). Dann beginnt erneut die Befüllung. In der folgenden Abbildung ist die Druckkurve für die linke Herzkammer (unten) und die Aorta (oben) dargestellt.

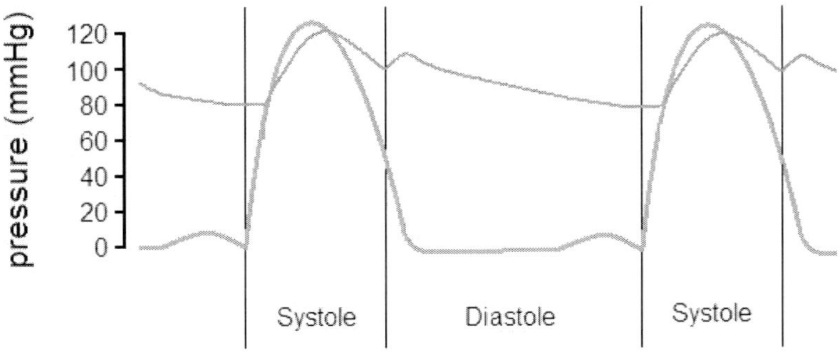

Quelle: Wikipedia, Essential Hypertension, https://en.wikipedia.org/wiki/Essential_hypertension, 10.12.2016

Welche Aussage ist nicht aus den Informationen abzuleiten?

(A) Erreicht die Aorta einen Druck von 80 mmHg öffnet die Aortenklappe.
(B) Es kommt während der Diastole zu einem kurzen Druckanstieg in der Aorta, der nicht durch einen Blutausstrom aus dem Herzen erklärt werden kann.
(C) Durch die Anspannung der Herzmuskulatur kommt es zu einem Druckaufbau in den Herzkammern.
(D) Während der Diastole sinkt der Kammerdruck zunächst und bleibt dann annähernd konstant.
(E) Der Schluss der Aortenklappe findet gleichzeitig mit dem Ende der Systole statt.

116) Die Biosynthese von Proteinen erfolgt durch eine Kodierung der DNA von bestimmten Genen. Dafür wird ein Strang der DNA kopiert und es wird eine RNA synthetisiert. Nach weiteren Modifikationen, bei der einige Abschnitte entfernt werden, wird der letztendlich vorhandene RNA-Strang von Ribosomen abgelesen. Dabei kodieren immer drei Basen (Tripletts) für eine Aminosäure, die in das Protein eingebaut wird. Spezielle Tripletts markieren den Start und das Ende der Biosynthese eines Proteins. In der folgenden Abbildung sieht man, welche Basen-Tripletts welche Aminosäure produzieren. Die erste Aminosäure des Tripletts steht in der Mitte und die dritte ganz außen.

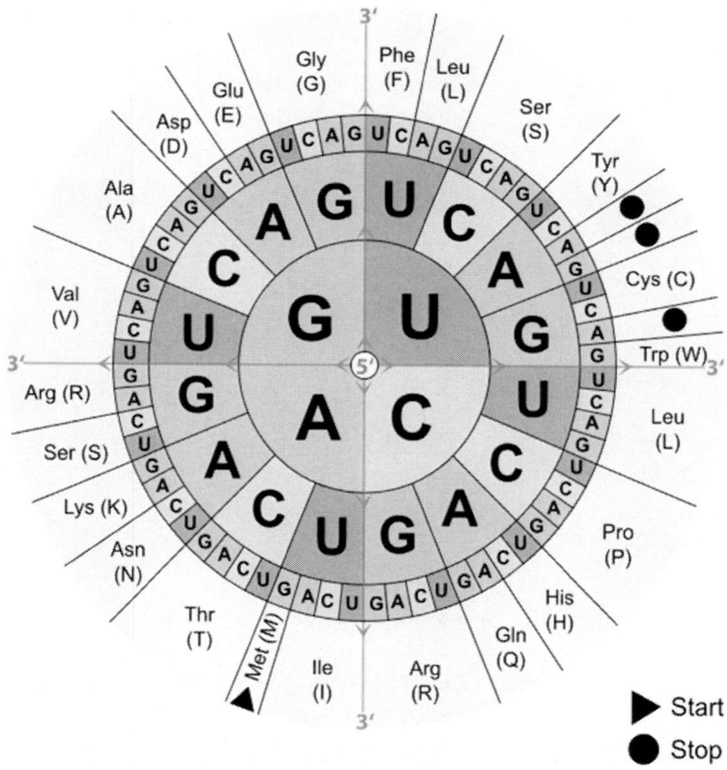

Quelle: Wikipedia, Genetischer Code, https://de.wikipedia.org/wiki/Genetischer_Code, 12.12.2016

Welche Aussage kann man aus diesen Informationen ableiten?

(A) Jedes synthetisierte Protein beginnt mit der Aminosäure „Met".
(B) Beginnt ein Triplett mit „GA", dann kann es nur für eine Aminosäure kodieren.
(C) Ein Protein, das aus dem RNA-Strang UAUGGAAAAUAGCC kodiert wird, enthält fünf Aminosäuren.
(D) Jede Base der DNA wird für die Biosynthese von Proteinen benötigt.
(E) Jede Aminosäure wird durch genau ein Basentriplett kodiert.

117) Die meisten menschlichen Zellen besitzen den Großteil ihrer DNA in den Zellkernen. Jedoch ist ein geringer Teil des Erbgutes gesondert in den Mitochondrien zu finden. Diese zyklisch vorliegende DNA unterscheidet sich von der DNA des Zellkerns in verschiedenen Punkten. Ein Punkt ist in den folgenden Tabellen dargestellt. Die Basentripletts der beiden Genträger kodieren für unterschiedliche Aminosäuren. In der ersten Tabelle sind die Tripletts für die nukleare DNA dargestellt. In der zweiten Tabelle sind die Unterschiede der mitochondrialen DNA aufgeführt.

1. Tabelle:

		2. Base			
		U	**C**	**A**	**G**
1. Base	**U**	UUU Phenylalanin	UCU Serin	UAU Tyrosin	UGU Cystein
		UUC Phenylalanin	UCC Serin	UAC Tyrosin	UGC Cystein
		UUA Leucin	UCA Serin	UAA *Stop*	UGA *Stop*
		UUG Leucin	UCG Serin	UAG *Stop*	UGG Tryptophan
	C	CUU Leucin	CCU Prolin	CAU Histidin	CGU Arginin
		CUC Leucin	CCC Prolin	CAC Histidin	CGC Arginin
		CUA Leucin	CCA Prolin	CAA Glutamin	CGA Arginin
		CUG Leucin	CCG Prolin	CAG Glutamin	CGG Arginin
	A	AUU Isoleucin	ACU Threonin	AAU Asparagin	AGU Serin
		AUC Isoleucin	ACC Threonin	AAC Asparagin	AGC Serin
		AUA Isoleucin	ACA Threonin	AAA Lysin	AGA Arginin
		AUG Methionin*	ACG Threonin	AAG Lysin	AGG Arginin
	G	GUU Valin	GCU Alanin	GAU Asparaginsäure	GGU Glycin
		GUC Valin	GCC Alanin	GAC Asparaginsäure	GGC Glycin
		GUA Valin	GCA Alanin	GAA Glutaminsäure	GGA Glycin
		GUG Valin	GCG Alanin	GAG Glutaminsäure	GGG Glycin

*Methionin = Start

2.Tabelle:

Vorkommen	Codon	Standard	Abweichung
Mitochondrien (bei allen bis jetzt untersuchten Organismen)	UGA	Stop	Tryptophan
Mitochondrien von Säugern, *Drosophila* und *S. cerevisiae* und Protozoen	AUA	Ile	Methionin = Start
Mitochondrien von Säugern	AGC, AGU	Serin	Stop
Mitochondrien von Säugern	AG(A, G)	Arginin	Stop

Quelle: Quelle: Wikipedia, Genetischer Code, https://de.wikipedia.org/wiki/Genetischer_Code, 12.12.2016

Welche Aussage lässt sich nicht aus diesen beiden Tabellen ableiten?

(A) Der mitochondriale DNA-Code enthält zwei Tripletts, die für die Aminosäure „Methionin" kodieren.

(B) Die Aminosäure „Serin" kann nicht durch das mitochondriale Genom kodiert werden.

(C) Alle Tripletts, die mit „GA" beginnen, kodieren für eine Säure.

(D) Insgesamt hat der mitochondriale Code sechs Tripletts, die ein „Stop" der Synthese einleiten.

(E) Während beim nuklearen Code nur ein Triplett für „Tryptophan" kodiert, sind es beim Mitochondrialen zwei.

118) In dem folgenden Diagramm sind unterschiedliche Ursachen aufgeführt, warum Patienten in die Notaufnahme gehen, wobei nur die Gründe, die nicht auf Verletzungen zurückzuführen sind, angegeben sind. Die Zahlen beziehen sich immer auf zwei Jahre und werden in Relation zur Gesamtanzahl der in der Notaufnahme behandelten Patienten dargestellt. Die drei Kategorien sind: Brustschmerz (Chest pain), Bauchschmerz (Abdominal pain) und andere Symptome (Other symptoms).

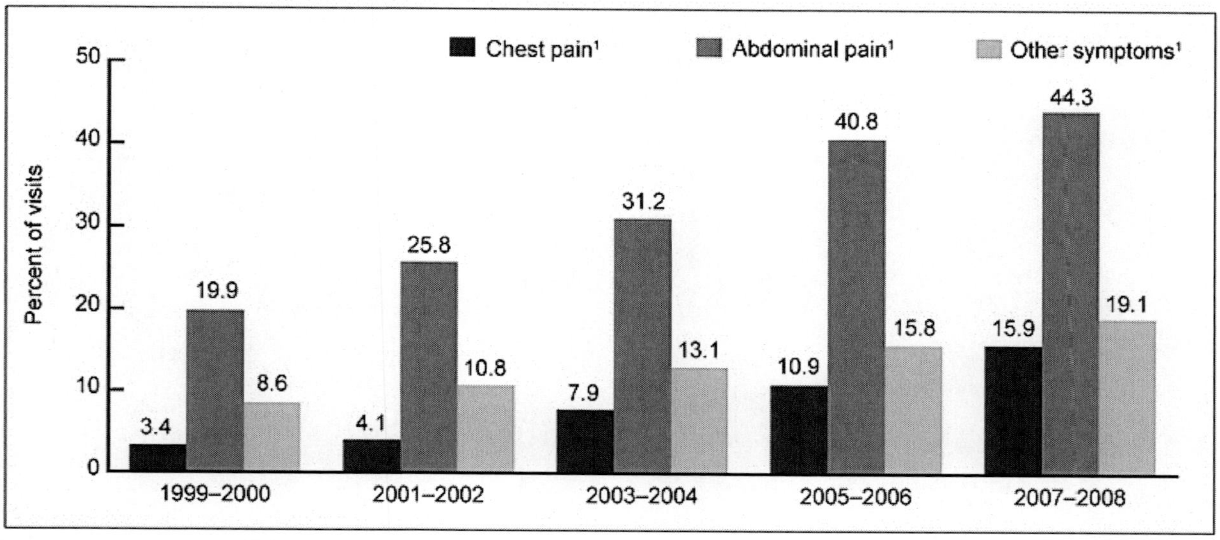

Quelle: Wikimedia Commons, Advanced medical imaging during noninjury ED visits, https://commons.wikimedia.org/wiki/File:Acvanced_medical_imaging_during_noninjury_ED_visits.png, 14.12.2016

Welche Aussage lässt sich aus diesem Diagramm ableiten?

(A) Die Zahl der Patienten, die aufgrund von Bauchschmerzen in die Notaufnahme gehen, hat sich im Laufe des untersuchten Zeitraums mehr als verdoppelt.

(B) Während 1999-2000 noch über 80% der Patienten wegen Verletzungen in die Notaufnahme gegangen sind, waren es 2007-2008 weniger als ein Drittel.

(C) Die Zahl der Patienten, die weder Brust- noch Bauchschmerzen haben, ist jedes Jahr größer, als die Zahl der Patienten, die diese Beschwerden haben.

(D) Der Anteil der Patienten, die sich ohne Verletzung in der Notaufnahme vorstellen, hat sich im untersuchten Zeitraum mehr als verdoppelt.

(E) In den Jahren 2003-2004 hatten ungefähr 13% der Patienten weder Bauch- noch Brustschmerzen.

119) Die folgenden beiden Abbildungen zeigen die Anzahl der Todesfälle in den USA, die auf den Drogenkonsum von Heroin bzw. Kokain zurückzuführen sind. Es ist jeweils die Gesamtanzahl als Balkendiagramm dargestellt. Die dunklere Linie steht für die Zahl der Männer und die hellere Linie für die Zahl der Frauen.

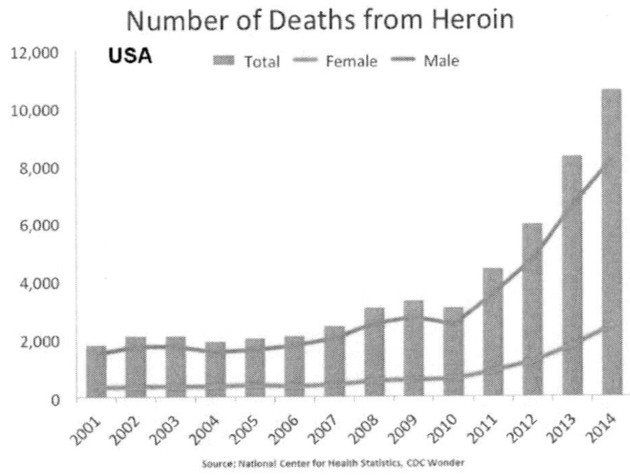

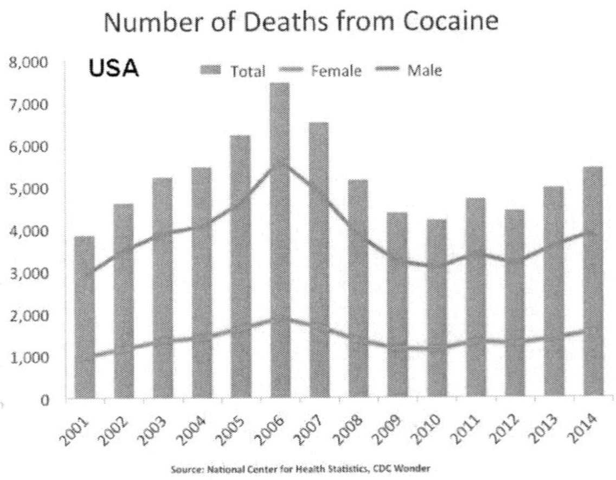

Quelle: Wikipedia, Drug overdose, https://en.wikipedia.org/wiki/Drug_overdose, 14.12.2016

Welche Aussage lässt sich nicht aus den Informationen ableiten?

(A) Ungefähr 10 000 der im Jahr 2014 gestorbenen Personen haben Heroin konsumiert.

(B) Es sind insgesamt mehr Männer als Folge des Heroin- bzw. des Kokainkonsums gestorben als Frauen.

(C) Im Jahr 2010 ist die Zahl der durch Kokain verursachten Todesfälle größer als der entsprechende Wert durch Heroin.

(D) Die höchste Zahl der Todesfälle der untersuchten Substanzen im dargestellten Zeitraum war im Jahr 2014 die Zahl der Personen, die aufgrund ihres Heroinkonsums gestorben sind.

(E) Das Verhältnis der Frauen zu Männer, die durch ihren Drogenkonsum gestorben sind, lag im Jahr 2014 bei beiden Substanzen bei etwa 1:4.

120) Die folgende Tabelle zeigt die Anzahl der Abiturienten, die sich auf einen Platz im Medizinstudium beworben haben. Der untersuchte Zeitraum liegt zwischen 2007 und 2014. Es wurden die Parameter Zahl der Bewerbungen (Applications), Zahl der angenommenen Bewerbungen (Acceptances) sowie drei weitere relative Werte erhoben. Diese sind die Zahl der Bewerber, die auf 10 vergebene Plätze kommen (Ratio), der Anteil der angenommenen Bewerbungen und die Veränderung der angenommenen Bewerbungen im Vergleich zum ersten Jahr des dargestellten Zeitraums.

Cycle Year*	Applications**	Acceptances***	Ratio of applications per 10 acceptances *(rounded up to nearest whole number)*	Percentage of applications being accepted	Percentage of applications accepted relative to 2007
2007	72,275	7,305	99:10	10.1%	100.0%
2008	69,020	7,560	92:10	11.0%	103.5%
2009	69,865	7,520	93:10	10.8%	102.9%
2010	80,060	7,530	107:10	9.4%	103.1%
2011	83,185	7,325	114:10	8.8%	100.3%
2012	81,260	7,150	114:10	8.8%	97.9%
2013	82,440	6,805	122:10	8.3%	93.2%
2014	84,850	6,820	125:10	8.0%	93.4%

Quelle: Wikimedia Commons, k.A., https://commons.wikimedia.org/wiki/File:Pre-Clinical_Medicine_(A1)_UCAS_application_and_acceptances_statistics_-_2007_to_2014.jpg, 14.12.2016

Prüfen Sie die folgenden Aussagen:

I. Ein Rückgang der Zahl der angenommenen Bewerbungen führt dazu, dass die drei relativen Werte auch kleiner werden.
II. Der Anteil der angenommenen Bewerbungen ist der Kehrwert des Ratio-Wertes.
III. Die Zahl der angenommenen Bewerbungen korreliert positiv mit der Zahl der Bewerbungen.

Welche der Aussagen lässt bzw. lassen sich aus den Informationen ableiten?

(A) Nur Aussage I ist ableitbar.
(B) Nur Aussage II ist ableitbar.
(C) Nur die Aussagen I und III sind ableitbar.
(D) Nur die Aussagen II und III sind ableitbar.
(E) Keine der Aussagen ist ableitbar.

Antwortbogen als Kopiervorlage

1. Test

	A	B	C	D	E		A	B	C	D	E		A	B	C	D	E		A	B	C	D	E
1	☐	☐	☐	☐	☐	7	☐	☐	☐	☐	☐	13	☐	☐	☐	☐	☐	19	☐	☐	☐	☐	☐
2	☐	☐	☐	☐	☐	8	☐	☐	☐	☐	☐	14	☐	☐	☐	☐	☐	20	☐	☐	☐	☐	☐
3	☐	☐	☐	☐	☐	9	☐	☐	☐	☐	☐	15	☐	☐	☐	☐	☐	21	☐	☐	☐	☐	☐
4	☐	☐	☐	☐	☐	10	☐	☐	☐	☐	☐	16	☐	☐	☐	☐	☐	22	☐	☐	☐	☐	☐
5	☐	☐	☐	☐	☐	11	☐	☐	☐	☐	☐	17	☐	☐	☐	☐	☐	23	☐	☐	☐	☐	☐
6	☐	☐	☐	☐	☐	12	☐	☐	☐	☐	☐	18	☐	☐	☐	☐	☐	24	☐	☐	☐	☐	☐

2. Test

	A	B	C	D	E		A	B	C	D	E		A	B	C	D	E		A	B	C	D	E
25	☐	☐	☐	☐	☐	31	☐	☐	☐	☐	☐	37	☐	☐	☐	☐	☐	43	☐	☐	☐	☐	☐
26	☐	☐	☐	☐	☐	32	☐	☐	☐	☐	☐	38	☐	☐	☐	☐	☐	44	☐	☐	☐	☐	☐
27	☐	☐	☐	☐	☐	33	☐	☐	☐	☐	☐	39	☐	☐	☐	☐	☐	45	☐	☐	☐	☐	☐
28	☐	☐	☐	☐	☐	34	☐	☐	☐	☐	☐	40	☐	☐	☐	☐	☐	46	☐	☐	☐	☐	☐
29	☐	☐	☐	☐	☐	35	☐	☐	☐	☐	☐	41	☐	☐	☐	☐	☐	47	☐	☐	☐	☐	☐
30	☐	☐	☐	☐	☐	36	☐	☐	☐	☐	☐	42	☐	☐	☐	☐	☐	48	☐	☐	☐	☐	☐

3. Test

	A	B	C	D	E		A	B	C	D	E		A	B	C	D	E		A	B	C	D	E
49	☐	☐	☐	☐	☐	55	☐	☐	☐	☐	☐	61	☐	☐	☐	☐	☐	67	☐	☐	☐	☐	☐
50	☐	☐	☐	☐	☐	56	☐	☐	☐	☐	☐	62	☐	☐	☐	☐	☐	68	☐	☐	☐	☐	☐
51	☐	☐	☐	☐	☐	57	☐	☐	☐	☐	☐	63	☐	☐	☐	☐	☐	69	☐	☐	☐	☐	☐
52	☐	☐	☐	☐	☐	58	☐	☐	☐	☐	☐	64	☐	☐	☐	☐	☐	70	☐	☐	☐	☐	☐
53	☐	☐	☐	☐	☐	59	☐	☐	☐	☐	☐	65	☐	☐	☐	☐	☐	71	☐	☐	☐	☐	☐
54	☐	☐	☐	☐	☐	60	☐	☐	☐	☐	☐	66	☐	☐	☐	☐	☐	72	☐	☐	☐	☐	☐

4. Test

	A	B	C	D	E		A	B	C	D	E		A	B	C	D	E		A	B	C	D	E
73	☐	☐	☐	☐	☐	79	☐	☐	☐	☐	☐	85	☐	☐	☐	☐	☐	91	☐	☐	☐	☐	☐
74	☐	☐	☐	☐	☐	80	☐	☐	☐	☐	☐	86	☐	☐	☐	☐	☐	92	☐	☐	☐	☐	☐
75	☐	☐	☐	☐	☐	81	☐	☐	☐	☐	☐	87	☐	☐	☐	☐	☐	93	☐	☐	☐	☐	☐
76	☐	☐	☐	☐	☐	82	☐	☐	☐	☐	☐	88	☐	☐	☐	☐	☐	94	☐	☐	☐	☐	☐
77	☐	☐	☐	☐	☐	83	☐	☐	☐	☐	☐	89	☐	☐	☐	☐	☐	95	☐	☐	☐	☐	☐
78	☐	☐	☐	☐	☐	84	☐	☐	☐	☐	☐	90	☐	☐	☐	☐	☐	96	☐	☐	☐	☐	☐

5. Test

	A	B	C	D	E		A	B	C	D	E		A	B	C	D	E		A	B	C	D	E
97	☐	☐	☐	☐	☐	103	☐	☐	☐	☐	☐	109	☐	☐	☐	☐	☐	115	☐	☐	☐	☐	☐
98	☐	☐	☐	☐	☐	104	☐	☐	☐	☐	☐	110	☐	☐	☐	☐	☐	116	☐	☐	☐	☐	☐
99	☐	☐	☐	☐	☐	105	☐	☐	☐	☐	☐	111	☐	☐	☐	☐	☐	117	☐	☐	☐	☐	☐
100	☐	☐	☐	☐	☐	106	☐	☐	☐	☐	☐	112	☐	☐	☐	☐	☐	118	☐	☐	☐	☐	☐
101	☐	☐	☐	☐	☐	107	☐	☐	☐	☐	☐	113	☐	☐	☐	☐	☐	119	☐	☐	☐	☐	☐
102	☐	☐	☐	☐	☐	108	☐	☐	☐	☐	☐	114	☐	☐	☐	☐	☐	120	☐	☐	☐	☐	☐

Lösungen

Für dieses Buch erhältst du kostenlos ausführliche Kommentare zu den Lösungen als Download über unsere Homepage (www.smartmedix.de).

1. Test

1	E	7	D	13	C	19	E
2	A	8	A	14	A	20	B
3	D	9	E	15	D	21	D
4	D	10	B	16	A	22	E
5	C	11	B	17	B	23	D
6	C	12	C	18	C	24	E

2. Test

25	C	31	B	37	C	43	E
26	B	32	C	38	D	44	A
27	D	33	A	39	D	45	C
28	A	34	C	40	C	46	B
29	A	35	D	41	C	47	D
30	C	36	B	42	B	48	C

3. Test

49	E	55	B	61	A	67	E
50	D	56	C	62	B	68	B
51	E	57	E	63	C	69	A
52	D	58	D	64	C	70	E
53	B	59	C	65	D	71	B
54	A	60	E	66	B	72	B

4. Test

73	B	79	D	85	B	91	A
74	E	80	B	86	E	92	A
75	A	81	A	87	A	93	D
76	B	82	C	88	E	94	B
77	A	83	E	89	E	95	C
78	D	84	A	90	B	96	C

5. Test

97	C	103	A	109	D	115	E
98	A	104	A	110	C	116	A
99	E	105	E	111	B	117	B
100	B	106	E	112	B	118	D
101	D	107	A	113	B	119	A
102	B	108	C	114	E	120	B

Notizen

Empfehlungen

Ausführliche Informationen und Leseproben zu unseren Büchern, Lernkarten und Online-Lernangeboten findest du hier:

Homepage: www.smartmedix.de
Facebook: www.facebook.com/smartmedix
Instagram: www.instagram.com/smartmedix

Bücherreihe DIE TMS-VORBEREITUNG

Mit den Übungsbüchern der Reihe DIE TMS-VORBEREITUNG kannst du dich erfolgreich auf den Test für medizinische Studiengänge, kurz TMS oder Medizinertest, vorbereiten. Die Übungsbücher sind so konzipiert, dass du damit eigenständig und unabhängig von einem Vorbereitungskurs arbeiten kannst. Wir erklären dir hilfreiche Bearbeitungsstrategien und geben dir zahlreiche Tipps, wie du das bestmögliche Testergebnis erreichst. Die vielen originalgetreuen Übungsaufgaben sind von lehrerfahrenen Ärzten, Naturwissenschaftlern und Medizinstudenten entwickelt und inhaltlich überprüft.

Band 1: Muster zuordnen
Band 2: Medizinisch-naturwissenschaftliches Grundverständnis
Band 3: Schlauchfiguren
Band 4: Quantitative und formale Probleme
Band 5: Konzentriertes und sorgfältiges Arbeiten
Band 6: Figuren und Fakten lernen
Band 7: Textverständnis
Band 8: Diagramme und Tabellen

Lernkarten für das Medizinstudium

Du hast einen Studienplatz für dein Medizinstudium bekommen? Das ist großartig! Unsere Lernkarten helfen dir erfolgreich für dein Medizinstudium zu lernen. Die klare verständliche Sprache, die Markierung besonders prüfungsrelevanter Inhalte, Abbildungen, Klinik- und Merke-Kästen unterstützen dich während des gesamten Lernprozesses bis zum Bestehen deiner Prüfung. Darüber hinaus kannst du die Rückseiten der Lernkarten auch als vollwertiges Skript nutzen. Probiere es aus. Wir sind selbst Mediziner und haben diese Lernkarten mit viel Liebe entwickelt und geschrieben, immer nach dem Motto von Medizinern für Mediziner.

GoCards Anatomie Box 1–3: Drei getrennt erhältliche Lernkarten-Sets mit je 172–185 Lernkarten zu allen Themen der Anatomie

GoCards Biochemie Box 1–3: Drei getrennt erhältliche Lernkarten-Sets mit je 156–167 Lernkarten zu allen Themen der Biochemie

GoCards Physiologie Box 1–3: Drei getrennt erhältliche Lernkarten-Sets mit je 162–178 Lernkarten zu allen Themen der Physiologie